# NATÜRLICHE HEILUNG MIT DMSO

*Ein umfassender Leitfaden zur Behandlung von Schmerzen, Arthritis, Entzündungen und anderen Beschwerden mit Dimethylsulfoxid*

Katherine Peters

**Copyright © 2024 bei Katherine Peters**

Alle Rechte vorbehalten. Kein Teil dieses Buches darf in irgendeiner Form oder mit elektronischen oder mechanischen Mitteln, einschließlich Informationsspeicher- und -abrufsystemen, ohne schriftliche Genehmigung des Herausgebers reproduziert werden, außer durch einen Rezensenten, der kurze Passagen in einer Rezension zitieren darf.

Die Informationen in diesem Buch dienen ausschließlich Bildungszwecken. Es ist nicht dazu gedacht, Krankheiten oder medizinische Beschwerden zu diagnostizieren, zu behandeln, zu heilen oder zu verhindern. Der Autor und der Herausgeber übernehmen keine Verantwortung für etwaige nachteilige Auswirkungen oder Konsequenzen, die sich aus der Verwendung der in diesem Buch enthaltenen Informationen ergeben.

# Inhaltsverzeichnis

# EINFÜHRUNG

Im Bereich der Naturheilkunde haben nur wenige Verbindungen so viele Intrigen und Kontroversen ausgelöst wie Dimethylsulfoxid, allgemein bekannt als DMSO. Diese bemerkenswerte Substanz, die von der Schulmedizin oft übersehen wird, wird von vielen als Wundermittel gegen eine Vielzahl von Beschwerden gefeiert. Um das Potenzial von DMSO zu verstehen, beginnen wir mit einem überzeugenden Fall, der seine Heilkraft veranschaulicht.

**Fallstudie: Andys Weg zur Genesung**

Andy Thompson, ein 52-jähriger Grundschullehrer, litt seit über einem Jahrzehnt an schwächender rheumatoider Arthritis. Seine Gelenke waren geschwollen und schmerzten, was einfache Aufgaben wie das Schreiben auf eine Tafel oder das Binden seiner Schnürsenkel zu einer qualvollen Tortur machte. Herkömmliche Behandlungen brachten kaum Linderung und die Nebenwirkungen seiner Medikamente beeinträchtigten seinen allgemeinen Gesundheitszustand.

Andy war verzweifelt auf der Suche nach einer Alternative und stieß auf Informationen über DMSO. Skeptisch, aber hoffnungsvoll beschloss er, es unter Anleitung eines Naturheilarztes zu versuchen. Sie begannen mit einer Kur aus topischen DMSO-Anwendungen auf seine am stärksten betroffenen Gelenke, kombiniert mit einer niedrigen oralen Dosis.

Innerhalb weniger Wochen bemerkte Andy eine deutliche Verringerung der Gelenkschwellungen und -schmerzen. Nach drei Monaten konsequenter Einnahme konnte er seine herkömmlichen Medikamente deutlich reduzieren. Sechs Monate nach ihrer DMSO-Reise berichtete Andy von einem Maß an Mobilität und Komfort, das er seit Jahren nicht mehr erlebt hatte. Er kehrte zur Vollzeit-Lehrtätigkeit zurück und war wieder in der Lage, an die Tafel zu schreiben und sich aktiv mit seinen Schülern auseinanderzusetzen.

Andys Fall ist kein Einzelfall. Unzählige Personen haben über ähnliche Erfahrungen mit DMSO berichtet und eine Linderung von Beschwerden festgestellt, die von chronischen Schmerzen bis hin zu entzündlichen Erkrankungen reichen. Auch wenn diese Einzelberichte vielversprechend sind, ist es wichtig, die Geschichte und Natur von DMSO zu verstehen, um sein Potenzial als Heilmittel voll auszuschöpfen.

**Die Entdeckung und Geschichte von DMSO**

Die Geschichte von DMSO beginnt im 19. Jahrhundert, doch sein medizinisches Potenzial wurde erst viel später erkannt. Im Jahr 1866 synthetisierte der russische Wissenschaftler Alexander Saytzeff erstmals DMSO als

Nebenprodukt des Holzzellstoffprozesses. Fast ein Jahrhundert lang blieb es kaum mehr als eine Kuriosität in Laboren für organische Chemie.

Der Wendepunkt kam in den 1960er Jahren, als Dr. Stanley Jacob, ein Chirurg an der University of Oregon Medical School, begann, die möglichen medizinischen Anwendungen von DMSO zu untersuchen. Die Forschungen von Dr. Jacob ergaben die bemerkenswerte Fähigkeit von DMSO, schnell in die Haut und Zellmembranen einzudringen und andere Substanzen mit sich zu transportieren. Diese Eigenschaft eröffnete in Kombination mit ihrer entzündungshemmenden und schmerzlindernden Wirkung eine Welt voller therapeutischer Möglichkeiten.

In den 1960er und 1970er Jahren erfreute sich DMSO als Behandlung verschiedener Erkrankungen zunehmender Beliebtheit. Sportler verwendeten es zur Behandlung von Verletzungen und es erwies sich als vielversprechend bei der Behandlung von Schlaganfällen, Rückenmarksverletzungen und Arthritis. Der Weg zur allgemeinen Akzeptanz verlief jedoch alles andere als reibungslos.

Im Jahr 1965 stoppte die Food and Drug Administration (FDA) die DMSO-Forschung, nachdem es Berichte über mögliche Augenschäden in Tierstudien gab. Obwohl diese Bedenken später ausgeräumt wurden, warfen die Maßnahmen der FDA einen langen Schatten auf den Ruf von DMSO in der konventionellen Medizin. Trotz dieses Rückschlags wurde die Forschung fortgesetzt, wenn auch in einem langsameren Tempo.

Heute ist DMSO von der FDA für die Behandlung interstitieller Zystitis und die Konservierung von Organen für Transplantationen zugelassen. In vielen Ländern, darunter auch in den Vereinigten Staaten, ist die Anwendung bei anderen Erkrankungen jedoch weiterhin verboten. Dieser regulatorische Status hat viele Einzelpersonen und Heilpraktiker nicht davon abgehalten, die potenziellen Vorteile zu erkunden.

## DMSO: Eine vielseitige Heilverbindung

Was macht DMSO zu einem so einzigartigen und potenziell wirksamen Heilmittel? Seine Vielseitigkeit liegt in seinen grundlegenden Eigenschaften und der Art und Weise, wie es mit dem menschlichen Körper interagiert.

**1. Penetration und Transport**: Die bemerkenswerteste Eigenschaft von DMSO ist seine Fähigkeit, schnell in Haut und Zellmembranen einzudringen. Aufgrund dieser Eigenschaft kann es bei topischer Anwendung leicht absorbiert werden und andere Substanzen tief in das Gewebe transportieren. Diese Eigenschaft hat dazu geführt, dass es als Vehikel zur effektiveren Verabreichung anderer Medikamente eingesetzt wird.

**2. Entzündungshemmende Wirkung**: DMSO hat starke entzündungshemmende Eigenschaften gezeigt. Es scheint die Produktion entzündungsfördernder Chemikalien im Körper zu hemmen und bietet möglicherweise Linderung bei durch Entzündungen gekennzeichneten Erkrankungen wie Arthritis und Muskelverletzungen.

**3. Schmerzlinderung**: Viele Anwender berichten von einer deutlichen Schmerzreduktion durch die Verwendung von DMSO. Obwohl die genauen Mechanismen nicht vollständig geklärt sind, geht man davon aus, dass DMSO die Schmerzwahrnehmung in Nervenfasern blockieren und Entzündungen reduzieren kann, die häufig zu Schmerzen führen.

**4. Antioxidative Eigenschaften**: DMSO wirkt als starkes Antioxidans und neutralisiert schädliche freie Radikale im Körper. Diese Eigenschaft kann zu seiner heilenden Wirkung und seinem Potenzial zur Verlangsamung von Zellalterungsprozessen beitragen.

**5. Kryoschutzmittel**: Die Fähigkeit von DMSO, Zellen vor Schäden beim Einfrieren zu schützen, hat es bei der Konservierung von Organen und Geweben für Transplantationen von unschätzbarem Wert gemacht.

**6. Mögliche neuroprotektive Wirkungen**: Einige Untersuchungen deuten darauf hin, dass DMSO neuroprotektive Eigenschaften haben könnte, die möglicherweise bei der Behandlung von Hirnverletzungen, Schlaganfällen und neurodegenerativen Erkrankungen von Nutzen sein könnten.

Diese vielfältigen Eigenschaften machen DMSO zu einem interessanten Wirkstoff für eine Vielzahl von Erkrankungen. Von der Behandlung von Hauterkrankungen und der Reduzierung arthritischer Entzündungen bis hin zur potenziellen Unterstützung bei der Genesung nach Hirnverletzungen sind die Anwendungen von DMSO vielfältig und werden weiterhin erforscht.

Es ist jedoch wichtig zu beachten, dass viele Anwender zwar von erheblichen Vorteilen berichten, die wissenschaftlichen Beweise für viele der angeblichen Verwendungen von DMSO jedoch begrenzt bleiben. Der umstrittene Status des Wirkstoffs hat groß angelegte, strenge klinische Studien behindert, die definitivere Antworten auf seine Wirksamkeit und Sicherheit bei verschiedenen Erkrankungen liefern könnten.

Als wir Reise In diesem Buch werden wir tiefer in die Welt von DMSO eintauchen, seine potenziellen Vorteile erforschen, die verfügbaren wissenschaftlichen Beweise untersuchen und praktische Anleitungen für diejenigen geben, die über seinen Einsatz nachdenken. Wir gehen auch auf die Kontroversen und Sicherheitsbedenken im Zusammenhang mit DMSO ein und sorgen so für eine ausgewogene und fundierte Perspektive.

DMSO stellt eine faszinierende Schnittstelle zwischen Naturmedizin, Chemie und menschlicher Physiologie dar. Seine Geschichte ist eine Geschichte voller Versprechen, Kontroversen und ständiger Entdeckungen. Wenn wir das Potenzial dieses „verborgenen Heilers" entdecken, öffnen wir Türen zu neuen Möglichkeiten der Naturheilkunde und stellen unser Verständnis der Möglichkeiten der Medizin in Frage.

Es bleibt abzuwarten, ob DMSO letztendlich eine breitere Akzeptanz in der Schulmedizin finden wird oder hauptsächlich im Bereich der alternativen Therapien verbleibt. Klar ist, dass DMSO für viele Menschen wie Sarah Hoffnung und Heilung gebracht hat, wo andere Behandlungen versagt haben. Während wir uns auf die Erkundung von DMSO begeben, laden wir Sie ein, sich den Informationen mit Offenheit, kritischem Denken und der Bereitschaft zu nähern, die Grenzen der natürlichen Heilung zu erkunden.

# KAPITEL 1

# DMSO VERSTEHEN

Dimethylsulfoxid, allgemein bekannt als DMSO, ist eine Verbindung, die Wissenschaftler, Mediziner und Heilpraktiker seit Jahrzehnten fasziniert. Um sein Potenzial und seine Grenzen als therapeutisches Mittel wirklich zu erfassen, müssen wir zunächst seine grundlegende Natur, seine Geschichte und seine Interaktion mit dem menschlichen Körper verstehen.

## 1.1. Die chemische Struktur und Eigenschaften von DMSO

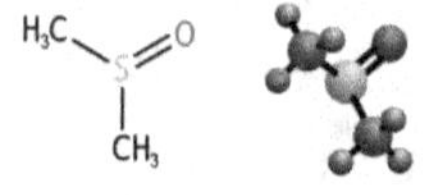

Im Kern ist DMSO eine Organoschwefelverbindung mit der chemischen Formel $(CH_3)_2SO$. Dieses einfache Molekül besteht aus zwei Methylgruppen ($CH_3$), die an eine

Sulfoxidgruppe (SO) gebunden sind. Diese einzigartige Struktur verleiht DMSO seine bemerkenswerten Eigenschaften, die es für medizinische Anwendungen so interessant machen.

**Chemische Eigenschaften**:

**1. Polarität**: DMSO ist ein polares aprotisches Lösungsmittel, das heißt, es kann sowohl polare als auch lösen unpolar Verbindungen. Diese Eigenschaft ist entscheidend für seine Fähigkeit, biologische Membranen zu durchdringen und andere Substanzen mit sich zu transportieren.

**2. Wasserstoffbrückenbindung**: DMSO kann Wasserstoffbrückenbindungen mit Wasser und anderen Molekülen bilden, was zu seinen hervorragenden Lösungsmitteleigenschaften und seiner Fähigkeit, mit biologischen Geweben zu interagieren, beiträgt.

**3. Gefrierpunktserniedrigung**: DMSO senkt den Gefrierpunkt von Wasser erheblich, was es als Kryoschutzmittel für die Konservierung biologischer Proben und Organe wertvoll macht.

**4. Siedepunkt**: DMSO hat einen relativ hohen Siedepunkt von 189 °C (372 °F), was zu seiner Stabilität bei Raumtemperatur beiträgt.

**Physikalische Eigenschaften**:

**1. Aussehen**: Bei Raumtemperatur ist DMSO eine farblose, geruchlose Flüssigkeit.

**2. Geschmack**: Wenn DMSO über die Haut absorbiert wird, kann es im Mund einen Knoblauchgeschmack hervorrufen, eine einzigartige Nebenwirkung, die als Indikator für die schnelle systemische Absorption dient.

**3. Hygroskopische Natur**: DMSO absorbiert leicht Feuchtigkeit aus der Luft, was seine Reinheit und möglicherweise seine therapeutische Wirksamkeit beeinträchtigen kann.

**4. Durchdringung**: DMSO ist vielleicht seine bemerkenswerteste Eigenschaft für medizinische Anwendungen und kann biologische Membranen, einschließlich Haut- und Zellmembranen, schnell durchdringen.

Diese chemischen und physikalischen Eigenschaften machen DMSO zu einer Substanz von großem Interesse in verschiedenen Bereichen, von industriellen Anwendungen bis hin zur Medizin. Seine Fähigkeit, ein breites Spektrum an Substanzen aufzulösen und biologische Barrieren zu durchdringen, unterscheidet es von vielen anderen Verbindungen.

## 1.2. Die Entdeckung und frühe Forschung von DMSO

Die Geschichte von DMSO beginnt im Bereich der industriellen Chemie, weit entfernt von seinen späteren medizinischen Anwendungen. Im Jahr 1866 synthetisierte der russische Wissenschaftler Alexander Saytzeff erstmals DMSO als Nebenprodukt der Papierherstellung. Fast ein Jahrhundert lang blieb DMSO vor allem als starkes Lösungsmittel für Chemiker von Interesse.

Der Wendepunkt auf dem Weg von DMSO vom industriellen Nebenprodukt zum potenziellen medizinischen Durchbruch kam in den frühen 1960er Jahren, vor allem dank der Arbeit von Dr. Stanley Jacob an der University of Oregon Medical School. Dr. Jacobs Neugier wurde geweckt, als er von der einzigartigen Fähigkeit von DMSO erfuhr, in die Haut einzudringen und andere Substanzen mit sich zu transportieren.

Frühe Forschungen konzentrierten sich auf das Potenzial von DMSO als medizinisches Transportmittel. Wissenschaftler waren fasziniert von seiner Fähigkeit, Medikamente und andere Verbindungen durch die Haut in den Blutkreislauf zu transportieren. Diese Eigenschaft deutete auf Möglichkeiten für die Entwicklung neuer Methoden der Arzneimittelabgabe hin, die das Verdauungssystem und den First-Pass-Metabolismus in der Leber umgehen könnten.

Mit fortschreitender Forschung bemerkten Wissenschaftler, dass DMSO auch über seine Rolle als Transporter hinaus Wirkungen hat. Studien in den 1960er und frühen 1970er Jahren deuteten darauf hin, dass DMSO selbst therapeutische Eigenschaften haben könnte, darunter:

1. Entzündungshemmende Wirkung

2. Schmerzlinderung

3. Verringerung der Schwellung

4. Erweichung des Narbengewebes

5. Verstärkung anderer Medikamente

Diese Erkenntnisse führten zu einem Anstieg des Interesses an DMSO als potenzielle Behandlung für ein breites Spektrum von Erkrankungen, von Arthritis bis hin zu Schlaganfall. Vor allem Sportler nutzten DMSO frühzeitig zur Behandlung von Sportverletzungen.

Der Weg der DMSO-Forschung verlief jedoch nicht reibungslos. Im Jahr 1965 stoppte die Food and Drug Administration (FDA) laufende Studien, nachdem über mögliche Augenschäden bei Labortieren berichtet wurde, die hohen DMSO-Dosen ausgesetzt waren. Während spätere Untersuchungen diese Bedenken berücksichtigten, warf die Maßnahme der FDA einen langen Schatten auf den Ruf von DMSO in der konventionellen Medizin.

Trotz dieses Rückschlags wurde die Forschung fortgesetzt, wenn auch langsamer und oft außerhalb des Mainstreams der medizinischen Forschung. Im Laufe der Jahrzehnte haben Studien das Potenzial von DMSO bei der Behandlung einer Vielzahl von Erkrankungen untersucht, darunter:

- Störung des Bewegungsapparates

- Entzündliche Erkrankungen

- Interstitielle Zystitis

- Amyloidose

- Schädel-Hirn-Trauma

- Schlaganfall

- Gastrointestinale Störungen

Während viele dieser Studien vielversprechende Ergebnisse gezeigt haben, hat das Fehlen groß angelegter, strenger klinischer Studien die Akzeptanz von DMSO in der konventionellen Medizin für die meisten dieser Anwendungen eingeschränkt.

Die Wechselwirkungen von DMSO mit dem menschlichen Körper sind komplex und vielfältig und tragen sowohl zu seinen potenziellen Vorteilen als auch zu seinem umstrittenen Status bei. Das Verständnis dieser Wechselwirkungen ist der Schlüssel, um sowohl den Enthusiasmus seiner Befürworter als auch die Vorsicht seiner Skeptiker zu würdigen.

**Membranpenetration und -transport**:

Die bemerkenswerteste physiologische Eigenschaft von DMSO ist seine Fähigkeit, biologische Membranen, einschließlich Haut- und Zellmembranen, schnell zu durchdringen. Dieses Eindringen erfolgt über mehrere Mechanismen:

1. **Lipidlöslichkeit**: DMSO kann sich in der Lipiddoppelschicht der Zellmembranen auflösen und so passieren.

2. **Wasserersatz**: DMSO kann Wassermoleküle in der Hydratationshülle um Proteine ersetzen und möglicherweise die Membranpermeabilität verändern.

**3. Porenbildung**: Einige Forschungsergebnisse deuten darauf hin, dass DMSO temporäre Poren in Membranen bilden kann, was seine Passage und die anderer Moleküle erleichtert.

Diese Penetrationsfähigkeit ermöglicht es DMSO, bei topischer Anwendung schnell in den Blutkreislauf einzudringen und Gewebe im ganzen Körper zu erreichen. Es ermöglicht DMSO auch, andere Substanzen mit sich zu führen, eine Eigenschaft, die zu seiner Untersuchung als Vehikel zur Arzneimittelabgabe geführt hat.

**Entzündungshemmende Wirkung**:

DMSO hat in verschiedenen Studien signifikante entzündungshemmende Eigenschaften gezeigt. Es scheint über mehrere Mechanismen zu funktionieren:

**1. Hemmung von Entzündungsmediatoren**: DMSO kann die Produktion oder Aktivität von Prostaglandinen und Leukotrienen unterdrücken, die Schlüsselakteure im Entzündungsprozess sind.

**2. Abfangen freier Radikale**: Als Antioxidans kann DMSO schädliche freie Radikale neutralisieren, die zu Entzündungen und Gewebeschäden beitragen.

**3. Modulation der Zytokinproduktion**: Einige Untersuchungen deuten darauf hin, dass DMSO die Produktion von Entzündungszytokinen verändern und möglicherweise die Entzündungsreaktion dämpfen kann.

Diese entzündungshemmenden Wirkungen tragen zum Potenzial von DMSO bei der Behandlung von durch Entzündungen gekennzeichneten Erkrankungen wie Arthritis und Muskelverletzungen bei.

## Schmerzlinderung:

Viele Anwender berichten von einer deutlichen Schmerzlinderung durch die Verwendung von DMSO. Obwohl die genauen Mechanismen nicht vollständig geklärt sind, gibt es mehrere Theorien:

**1. Nervenleitung**: DMSO kann die Schmerzsignalübertragung in Nervenfasern beeinträchtigen.

**2. Entzündungshemmende Wirkung**: Durch die Reduzierung von Entzündungen kann DMSO indirekt Schmerzen lindern.

**3. Erhöhter Blutfluss**: DMSO kann eine Gefäßerweiterung bewirken, wodurch möglicherweise die Durchblutung der betroffenen Bereiche verbessert und Schmerzen gelindert werden.

**Kryoschutz**:

Die Fähigkeit von DMSO, Zellen vor Schäden beim Einfrieren zu schützen, hat es in der Kryobiologie von unschätzbarem Wert gemacht. Es funktioniert durch:

**1. Verhinderung der Eiskristallbildung**: DMSO kann Wasser in Zellen ersetzen und so die Bildung schädlicher Eiskristalle beim Gefrieren reduzieren.

**2. Stabilisierung von Zellmembranen**: DMSO interagiert mit Membranlipiden und trägt so dazu bei, die Membranintegrität bei niedrigen Temperaturen aufrechtzuerhalten.

Diese Eigenschaft findet Anwendung bei der Konservierung von Organen und Geweben für Transplantationen und bei der Lagerung biologischer Proben für Forschungszwecke.

**Mögliche neuroprotektive Wirkungen**:

Einige Untersuchungen deuten darauf hin, dass DMSO neuroprotektive Eigenschaften haben könnte, die möglicherweise bei der Behandlung von Hirnverletzungen, Schlaganfällen und neurodegenerativen Erkrankungen von Nutzen sein könnten. Zu den vorgeschlagenen Mechanismen gehören:

**1. Reduzierung des intrakraniellen Drucks**: DMSO kann helfen, Schwellungen im Gehirn nach einer Verletzung zu reduzieren.

**2. Abfangen freier Radikale**: Seine antioxidativen Eigenschaften können Neuronen vor oxidativem Stress schützen.

**3. Entzündungshemmende Wirkung:** Durch die Reduzierung der Neuroinflammation könnte DMSO Sekundärschäden nach einer Hirnverletzung begrenzen.

**Wechselwirkungen mit anderen Arzneimitteln**:

Die Fähigkeit von DMSO, die Absorption anderer Substanzen zu verbessern, kann Arzneimittelwechselwirkungen erheblich beeinflussen. Es kann:

**1. Erhöhen Sie die Arzneimittelaufnahme**: In Kombination mit anderen Medikamenten kann DMSO deren Absorption verbessern und möglicherweise deren Wirkungen oder Nebenwirkungen verstärken.

**2. Den Arzneimittelstoffwechsel verändern**: Einige Untersuchungen deuten darauf hin, dass DMSO Leberenzyme beeinflussen kann, die am Arzneimittelstoffwechsel beteiligt sind, und möglicherweise die Wirksamkeit oder Sicherheit bestimmter Arzneimittel verändern kann.

Diese Wechselwirkungen verdeutlichen, wie wichtig Vorsicht und ärztliche Überwachung bei der Anwendung von DMSO sind, insbesondere in Kombination mit anderen Behandlungen.

## 1.4. Warum DMSO in der Schulmedizin weiterhin umstritten ist

Trotz seiner langen Geschichte und dem Enthusiasmus seiner Befürworter ist DMSO in der Schulmedizin nach wie vor Gegenstand von Kontroversen. Mehrere Faktoren tragen zu dieser anhaltenden Debatte bei:

**Begrenzte FDA-Zulassung**:

In den Vereinigten Staaten ist DMSO von der FDA nur für zwei Verwendungszwecke zugelassen: zur Behandlung interstitieller Zystitis und zur Konservierung von Organen für Transplantationen. Seine Verwendung bei anderen Erkrankungen bleibt Off-Label, was seine Akzeptanz in der konventionellen medizinischen Praxis einschränkt.

**Mangel an groß angelegten klinischen Studien**:

Während zahlreiche kleine Studien die potenziellen Vorteile von DMSO untersucht haben, mangelt es für viele der vorgeschlagenen Anwendungen an groß angelegten, randomisierten, kontrollierten Studien. Das Fehlen qualitativ hochwertiger Beweise macht es für die Schulmedizin schwierig, DMSO für die meisten Anwendungen vollständig zu unterstützen.

**Sicherheits-Bedenken**:

Obwohl DMSO bei bestimmungsgemäßer Anwendung im Allgemeinen als sicher gilt, bestehen weiterhin Bedenken hinsichtlich möglicher Nebenwirkungen und langfristiger Sicherheit:

**1.  Augenschäden**: Die frühen Studien, die zum Forschungsstopp der FDA im Jahr 1965 führten, werfen weiterhin einen Schatten, obwohl spätere Forschungen auf diese Bedenken eingehen.

**2. Hautreizung**: Bei einigen Personen kommt es zu Hautreizungen oder allergischen Reaktionen auf DMSO.

**3. Arzneimittelwechselwirkungen**: Die Fähigkeit von DMSO, die Absorption anderer Substanzen zu verbessern, gibt Anlass zur Sorge hinsichtlich unbeabsichtigter Arzneimittelwechselwirkungen.

**4. Langzeiteffekte**: Die langfristigen Auswirkungen der regelmäßigen DMSO-Anwendung sind nicht vollständig geklärt, was bei Medizinern zur Vorsicht führt.

**Probleme bei der Qualitätskontrolle**:

Die Reinheit und Qualität von DMSO-Produkten kann stark variieren, insbesondere auf dem unregulierten Markt für Nahrungsergänzungsmittel. Diese Variabilität wirft Bedenken hinsichtlich der Konsistenz der Dosierung und möglicher Verunreinigungen auf.

**Regulatorische Herausforderungen**:

Der Status von DMSO als natürlich vorkommender Stoff, der nicht patentiert werden kann, hat den finanziellen Anreiz für Pharmaunternehmen eingeschränkt, in die umfangreiche Forschung zu investieren, die für die FDA-Zulassung für neue Indikationen erforderlich ist.

**Skepsis gegenüber Alternativmedizin**:

Die Popularität von DMSO in Kreisen der Alternativmedizin hat paradoxerweise zu Skepsis bei einigen etablierten Medizinern geführt. Die manchmal übertriebenen Behauptungen seiner enthusiastischsten Befürworter über die Vorteile von DMSO haben dazu geführt, dass die Verbindung von einigen in der Schulmedizin abgelehnt wird.

**Komplexität der Handlung**:

Die vielfältigen Wirkmechanismen und weitreichenden Wirkungen von DMSO machen es schwierig, es vollständig zu studieren und zu verstehen. Diese Komplexität trägt zur Unsicherheit über die optimale Nutzung und mögliche Risiken bei.

**Historisches Gepäck**:

Die Entscheidung der FDA aus dem Jahr 1965, die DMSO-Forschung einzustellen, hatte, obwohl sie später rückgängig gemacht wurde, einen nachhaltigen Einfluss auf den Ruf des Wirkstoffs in medizinischen Kreisen. Die Überwindung dieses historischen Skeptizismus hat sich als Herausforderung erwiesen.

**Mangel an standardisierten Protokollen**:

Das Fehlen standardisierter Behandlungsprotokolle für viele potenzielle Anwendungen von DMSO macht es für medizinisches Fachpersonal schwierig, es zuverlässig zu empfehlen oder zu verschreiben.

Diese Faktoren führen zusammen zu einer Situation, in der DMSO in einer Art medizinischem Schwebezustand verbleibt – weit verbreitet und von einigen gelobt, von einem Großteil der etablierten medizinischen Gemeinschaft jedoch mit Skepsis betrachtet. Diese Kontroverse unterstreicht die Notwendigkeit weiterer Forschung und eines offenen Dialogs zwischen Praktikern der konventionellen und alternativen Medizin.

# KAPITEL 2

## DIE WISSENSCHAFT HINTER DMSO

Die bemerkenswerten Eigenschaften von Dimethylsulfoxid (DMSO) faszinieren Wissenschaftler und Mediziner seit Jahrzehnten. Um seine potenziellen therapeutischen Anwendungen wirklich zu schätzen, müssen wir zKhamin die wissenschaftlichen Prinzipien, die seinem einzigartigen Verhalten im menschlichen Körper zugrunde liegen.

## 2.1. Die Fähigkeit von DMSO, Haut- und Zellmembranen zu durchdringen

Eines der auffälligsten Merkmale von DMSO ist seine außergewöhnliche Fähigkeit, biologische Barrieren, einschließlich der Haut und Zellmembranen, zu durchdringen. Diese Eigenschaft ist für viele seiner potenziellen therapeutischen Anwendungen von grundlegender Bedeutung und unterscheidet es von vielen anderen Verbindungen.

**Hautpenetration:**

Bei topischer Anwendung dringt DMSO schnell in das Stratum Corneum ein, die äußerste Hautschicht, die normalerweise als Barriere für die meisten Substanzen fungiert. Mehrere Faktoren tragen zu dieser bemerkenswerten Fähigkeit bei:

**1. Lipidlöslichkeit:** DMSO ist amphipathisch, das heißt, es hat sowohl hydrophile (wasserliebende) als auch lipophile (fettliebende) Eigenschaften. Dadurch kann es mit den lipidreichen Zellmembranen der Hautzellen interagieren und diese passieren.

**2. Kleine Molekülgröße:** Mit einem Molekulargewicht von nur 78,13 g/mol ist DMSO klein genug, um durch winzige Räume zwischen Hautzellen zu gelangen.

**3. Interaktion mit Hautproteinen:** DMSO kann die Konfiguration von Hautproteinen vorübergehend verändern und so möglicherweise Wege für deren Passage schaffen.

**4. Dehydrierungseffekt:** DMSO kann Wassermoleküle in der Haut ersetzen und möglicherweise die Durchlässigkeit der Haut verändern.

Studien haben gezeigt, dass DMSO mit einer Geschwindigkeit von etwa 1 cm pro Stunde in die menschliche Haut eindringen, tiefe Gewebe erreichen und innerhalb von Minuten nach der Anwendung in den Blutkreislauf gelangen kann.

**Penetration der Zellmembran:**

Die Fähigkeit von DMSO, Zellmembranen zu durchqueren, ist ebenso beeindruckend und beruht auf mehreren Mechanismen:

**1. Lipiddoppelschicht-Wechselwirkung**: DMSO kann sich in die Lipiddoppelschicht von Zellmembranen integrieren und vorübergehend Räume oder Kanäle schaffen, durch die es passieren kann.

**2. Porenbildung**: Einige Untersuchungen deuten darauf hin, dass DMSO die Bildung vorübergehender Wasserporen in Zellmembranen induzieren und so dessen Passage erleichtern kann.

**3. Wasserersatz**: DMSO kann Wassermoleküle um Proteine und in der Hydratationshülle von Zellmembranen ersetzen und möglicherweise die Membranpermeabilität verändern.

**4. Membranflüssigkeit**: DMSO kann die Fließfähigkeit von Zellmembranen erhöhen und sie sowohl für DMSO als auch für andere Substanzen durchlässiger machen.

Diese Fähigkeit, Zellmembranen zu durchdringen, ermöglicht es DMSO, in Zellen einzudringen und mit intrazellulären Komponenten zu interagieren, was zu seinen vielfältigen biologischen Wirkungen beiträgt.

## 2.2. DMSO als Transportmolekül für andere Stoffe

DMSOs durchdringend Die Fähigkeiten gehen über das bloße Eindringen in Gewebe und Zellen hinaus. es kann auch andere Stoffe mit sich führen. Diese als „Trägereffekt" bekannte Eigenschaft hat erhebliche Auswirkungen auf die Arzneimittelabgabe und war ein Hauptschwerpunkt der DMSO-Forschung.

**Transportmechanismen:**

**1. Co-Solvabilität**: DMSO kann sowohl polare als auch lösen unpolar Substanzen, die es ihm ermöglichen, ein breites Spektrum an Verbindungen durch biologische Barrieren zu transportieren.

**2. Komplexierung**: DMSO kann mit anderen Molekülen Komplexe bilden und so deren Transport durch Membranen erleichtern.

**3. Veränderte Membranpermeabilität**: Durch die Veränderung der Struktur und Permeabilität von Membranen kann DMSO Wege für den Durchgang anderer Substanzen schaffen.

**4. Verbesserte Verbreitung**: Durch das schnelle Eindringen von DMSO kann es zu einem „Drag-Effekt" kommen, bei dem gelöste Stoffe mitgerissen werden.

**Auswirkungen auf die Arzneimittelabgabe**:

Der Trägereffekt von DMSO hat ein erhebliches Potenzial für pharmazeutische Anwendungen:

**1. Topische Arzneimittelabgabe**: DMSO kann die Absorption topisch angewendeter Medikamente verbessern, wodurch möglicherweise deren Wirksamkeit erhöht und die erforderliche Dosierung verringert wird.

**2. Gezielte Lieferung:** Durch die Anwendung von DMSO mit einem Medikament auf einen bestimmten Bereich kann es möglich sein, höhere lokale Konzentrationen des Medikaments zu erreichen und gleichzeitig die systemische Exposition zu minimieren.

**3. Durchdringung der Blut-Hirn-Schranke**: Einige Untersuchungen deuten darauf hin, dass DMSO bestimmten Arzneimitteln helfen kann, die Blut-Hirn-Schranke zu überwinden, was Auswirkungen auf die Behandlung neurologischer Erkrankungen haben könnte.

**4. Verbesserte Absorption schlecht absorbierter Arzneimittel:** DMSO könnte die Bioverfügbarkeit von Arzneimitteln verbessern, die normalerweise schlecht absorbiert werden.

Während der Trägereffekt von DMSO spannende Möglichkeiten bietet, wirft er auch Bedenken hinsichtlich einer unbeabsichtigten Aufnahme schädlicher Substanzen bei der Verwendung von DMSO auf. Dies unterstreicht, wie wichtig es ist, DMSO in pharmazeutischer Qualität zu verwenden und vorsichtig zu sein, welche Substanzen bei der topischen Anwendung von DMSO mit der Haut in Kontakt kommen.

## 2.3. Antioxidative Eigenschaften und Auswirkungen auf freie Radikale

DMSO weist starke antioxidative Eigenschaften auf, die erheblich zu seinen potenziellen therapeutischen Wirkungen beitragen. Um diese Eigenschaften zu verstehen, ist ein kurzer Überblick über freie Radikale und oxidativen Stress erforderlich.

**Freie Radikale und oxidativer Stress**:

Freie Radikale sind hochreaktive Moleküle mit ungepaarten Elektronen. Während sie eine wesentliche Rolle bei normalen Zellprozessen spielen, kann ein Überschuss an freien Radikalen zu oxidativem Stress führen und Zellbestandteile wie Proteine, Lipide und DNA schädigen. Dieser Schaden ist mit dem Altern und verschiedenen Krankheiten verbunden, darunter Krebs, Herz-Kreislauf-Erkrankungen und neurodegenerative Erkrankungen.

**DMSO als Antioxidans**:

DMSO wirkt über mehrere Mechanismen als Antioxidans:

**1. Direktes Abfangen freier Radikale**: DMSO kann schädliche freie Radikale direkt neutralisieren, insbesondere Hydroxylradikale (OH•), eine der reaktivsten und schädlichsten Spezies freier Radikale.

**2. Umwandlung in Methanthiol**: Im Körper wird ein kleiner Teil von DMSO zu Methanthiol ($CH_3SH$) verstoffwechselt, das ebenfalls ein starkes Antioxidans ist.

**3. Metallchelatbildung**: DMSO kann an Metallionen binden, die andernfalls an Reaktionen teilnehmen könnten, die freie Radikale erzeugen.

**4. Konservierung anderer Antioxidantien**: Durch die Neutralisierung freier Radikale kann DMSO dazu beitragen, die Versorgung des Körpers mit anderen Antioxidantien wie Vitamin C und Vitamin E aufrechtzuerhalten.

Untersuchungen haben in verschiedenen experimentellen Modellen gezeigt, dass DMSO Zellen vor oxidativen Schäden schützen kann. Zum Beispiel:

- In Studien zu Ischämie-Reperfusionsschäden (Schäden, die entstehen, wenn die Blutversorgung des Gewebes nach einer Zeit des Sauerstoffmangels wiederhergestellt wird) hat DMSO schützende Wirkungen gezeigt, wahrscheinlich aufgrund seiner antioxidativen Eigenschaften.

- DMSO hat neuroprotektive Wirkungen in Modellen traumatischer Hirnverletzungen und Schlaganfälle gezeigt, was teilweise auf seine Fähigkeit zur Bekämpfung von oxidativem Stress zurückzuführen ist.

Die antioxidativen Eigenschaften von DMSO tragen zu seinem Potenzial bei der Behandlung von Erkrankungen im Zusammenhang mit oxidativem Stress bei und können bei seiner entzündungshemmenden und schmerzlindernden Wirkung eine Rolle spielen.

## 2.4. Der Einfluss von DMSO auf Entzündungen auf zellulärer Ebene

Eine Entzündung ist eine komplexe biologische Reaktion auf schädliche Reize wie Krankheitserreger, beschädigte Zellen oder Reizstoffe. Während akute Entzündungen ein notwendiger Bestandteil des Heilungsprozesses des Körpers sind, sind chronische Entzündungen mit zahlreichen Krankheiten verbunden. DMSO hat erhebliche entzündungshemmende Eigenschaften gezeigt und wirkt über verschiedene Mechanismen auf zellulärer Ebene.

**Hemmung von Entzündungsmediatoren:**

**1. Prostaglandin-Synthese:** DMSO hemmt nachweislich die Produktion von Prostaglandinen, wichtigen Entzündungsmediatoren. Dies kann durch die Hemmung der Cyclooxygenase (COX)-Enzyme erfolgen, ähnlich wie bei nichtsteroidalen Antirheumatika (NSAIDs).

**2. Leukotrien-Produktion:** Einige Studien deuten darauf hin, dass DMSO die Produktion von Leukotrienen reduzieren kann, einer weiteren Klasse von Entzündungsmediatoren, die aus Arachidonsäure gewonnen werden.

**3. Zytokinmodulation:** DMSO kann die Produktion verschiedener Zytokine verändern, die an der Entzündungsreaktion beteiligt sind. In einigen experimentellen Modellen wurde beispielsweise gezeigt, dass es die Konzentration proinflammatorischer Zytokine wie Tumornekrosefaktor-alpha (TNF-$\alpha$) und Interleukin-6 (IL-6) senkt.

**Auswirkungen auf Entzündungszellen:**

**1. Neutrophile Funktion:** DMSO kann die Funktion von Neutrophilen, Schlüsselzellen der Entzündungsreaktion, beeinflussen. Es kann die Aktivierung und Migration von Neutrophilen zu Entzündungsherden verringern.

**2. Mastzellstabilisierung:** Einige Untersuchungen deuten darauf hin, dass DMSO Mastzellen stabilisieren und deren Freisetzung von Histamin und anderen Entzündungsmediatoren verringern kann.

**Membranstabilisierung:**

DMSO kann zur Stabilisierung der Zellmembranen beitragen und möglicherweise die Freisetzung von Entzündungsmediatoren aus geschädigten Zellen verringern.

**Antioxidative Wirkung:**

Durch die Neutralisierung freier Radikale kann DMSO indirekt Entzündungen reduzieren, da oxidativer Stress und Entzündungen eng miteinander verbunden sind.

**Gefäßeffekte:**

DMSO kann eine Gefäßerweiterung bewirken und die Durchblutung verbessern, was zur Lösung von Entzündungen beitragen kann, indem es die Entfernung von Entzündungsmediatoren und Zelltrümmern verbessert.

Diese entzündungshemmenden Wirkungen auf zellulärer Ebene tragen zum Potenzial von DMSO bei der Behandlung verschiedener entzündlicher Erkrankungen bei, von Arthritis bis hin zu entzündlichen Darmerkrankungen. Es ist jedoch wichtig zu beachten, dass diese Mechanismen zwar in Labor- und Tierstudien beobachtet wurden, es jedoch weiterer Forschung bedarf, um vollständig zu verstehen, wie sie sich auf die therapeutische Anwendung beim Menschen übertragen lassen.

## 2.5. Interaktionen von DMSO mit dem Immunsystem

Die Wechselwirkungen von DMSO mit dem Immunsystem sind komplex und nicht vollständig verstanden. Untersuchungen haben gezeigt, dass DMSO je nach verwendeter Konzentration und spezifischem Kontext sowohl immunmodulatorische als auch immunsuppressive Wirkungen haben kann.

**Immunmodulatorische Wirkungen**:

**1. T-Zell-Funktion:** Es wurde gezeigt, dass DMSO die Proliferation und Aktivierung von T-Zellen beeinflusst. Bei niedrigen Konzentrationen kann es die T-Zell-Reaktionen verstärken, bei höheren Konzentrationen kann es sie unterdrücken.

**2. B-Zell-Effekte:** Einige Studien deuten darauf hin, dass DMSO die B-Zell-Funktion beeinflussen und möglicherweise die Antikörperproduktion beeinflussen kann.

**3. Aktivität natürlicher Killerzellen (NK):** DMSO kann die Aktivität von NK-Zellen, wichtigen Bestandteilen des angeborenen Immunsystems, modulieren.

**4. Zytokinproduktion:** Wie im Abschnitt über Entzündungen erwähnt, kann DMSO die Produktion verschiedener Zytokine verändern, die eine entscheidende Rolle bei Immunreaktionen spielen.

**Immunsuppressive Eigenschaften:**

Bei höheren Konzentrationen hat DMSO immunsuppressive Wirkungen gezeigt:

**1. Hemmung der Lymphozytenproliferation:** DMSO kann die Proliferation von Lymphozyten, Schlüsselzellen der adaptiven Immunantwort, unterdrücken.

**2. Reduzierung der Antikörperproduktion**: Einige Studien haben gezeigt, dass DMSO die Produktion von Antikörpern durch B-Zellen reduzieren kann.

**3. Unterdrückung der Überempfindlichkeit vom verzögerten Typ:** In einigen experimentellen Modellen wurde gezeigt, dass DMSO Überempfindlichkeitsreaktionen vom verzögerten Typ unterdrückt.

**Mögliche therapeutische Implikationen:**

Die immunmodulatorischen Wirkungen von DMSO haben zu Interesse an seinem möglichen Einsatz bei verschiedenen immunbedingten Erkrankungen geführt:

**1. Autoimmunerkrankungen:** Die Fähigkeit von DMSO, bestimmte Immunreaktionen zu unterdrücken, hat zu Untersuchungen seines Potenzials bei der Behandlung von Autoimmunerkrankungen wie rheumatoider Arthritis geführt.

**2. Organtransplantation:** Die immunsuppressiven Eigenschaften von DMSO wurden im Zusammenhang mit der Verhinderung der Organabstoßung bei Transplantationen untersucht.

**3. Entzündliche Erkrankungen:** Die kombinierten entzündungshemmenden und immunmodulatorischen Wirkungen von DMSO können bei der Behandlung verschiedener entzündlicher Erkrankungen von Nutzen sein.

**4. Krebsimmuntherapie:** Einige Forschungsarbeiten haben untersucht, ob DMSO die Wirksamkeit bestimmter Krebsimmuntherapien durch Modulation der Immunantworten steigern könnte.

Es ist wichtig zu beachten, dass diese Immuneffekte zwar in Labor- und Tierstudien beobachtet wurden, ihre klinische Bedeutung beim Menschen jedoch noch nicht vollständig geklärt ist. Die komplexen und manchmal widersprüchlichen Wirkungen von DMSO auf das Immunsystem unterstreichen die Notwendigkeit sorgfältiger Forschung, um seinen optimalen Einsatz bei immunbedingten Erkrankungen zu bestimmen.

*****

Die Wissenschaft hinter DMSO offenbart eine Verbindung von bemerkenswerter Vielseitigkeit und Wirksamkeit.

Seine Fähigkeit, biologische Barrieren zu durchdringen, andere Substanzen zu transportieren, oxidativen Stress zu bekämpfen, Entzündungen zu reduzieren und Immunreaktionen zu modulieren, trägt zu seinem breiten Spektrum potenzieller therapeutischer Anwendungen bei.

Allerdings erschwert diese Vielseitigkeit auch unser Verständnis von DMSO. Aufgrund seiner vielfältigen Wirkmechanismen und dosisabhängigen Wirkungen können seine Auswirkungen auf den Körper komplex und manchmal unvorhersehbar sein. Diese Komplexität unterstreicht die Notwendigkeit weiterer Forschung, um die Auswirkungen von DMSO vollständig aufzuklären und herauszufinden, wie sein Potenzial am besten genutzt und gleichzeitig Risiken minimiert werden können.

Während wir in den folgenden Kapiteln die Anwendungen von DMSO weiter untersuchen, ist es wichtig, die hier besprochenen wissenschaftlichen Prinzipien im Auge zu behalten. Das Verständnis der Mechanismen hinter den Wirkungen von DMSO bietet eine Grundlage für die Bewertung seiner potenziellen Vorteile und Risiken in verschiedenen medizinischen Kontexten.

# KAPITEL 3

# DMSO ZUR SCHMERZBEHANDLUNG

Die Schmerzbehandlung ist eine der am umfassendsten erforschten und potenziell vielversprechendsten Anwendungen von Dimethylsulfoxid (DMSO). Da chronische Schmerzen weiterhin ein erhebliches Gesundheitsproblem darstellen, von dem Millionen Menschen auf der ganzen Welt betroffen sind, hat die Suche nach wirksamen, nicht süchtig machenden Methoden zur Schmerzlinderung intensiviert. DMSO hat sich in diesem Bereich zu einem Thema von großem Interesse entwickelt und bietet einen einzigartigen Ansatz zur Schmerzbehandlung, der sich von herkömmlichen Analgetika unterscheidet.

## 3.1. Differenzierung der Auswirkungen von DMSO auf akute und chronische Schmerzen

Für den wirksamen Einsatz von DMSO bei der Schmerzbehandlung ist es von entscheidender Bedeutung, zu verstehen, wie DMSO mit verschiedenen Schmerzarten interagiert. Akute Schmerzen, typischerweise die Folge einer plötzlichen Verletzung oder Krankheit, unterscheiden sich deutlich von chronischen Schmerzen, die über längere Zeiträume anhalten. Die Wirkmechanismen von DMSO variieren zwischen diesen beiden Schmerzarten etwas.

**Akuter Schmerz**:

Die Auswirkungen von DMSO auf akute Schmerzen treten oft schnell ein und können sehr ausgeprägt sein. Mehrere Mechanismen tragen zu seinen akuten schmerzlindernden Eigenschaften bei:

1. **Entzündungshemmende Wirkung**: DMSO reduziert schnell Entzündungen an der Verletzungsstelle, was akute Schmerzen deutlich lindern kann. Dieser Effekt macht sich besonders bei Verstauchungen, Zerrungen und anderen Weichteilverletzungen bemerkbar.

2. **Nervenleitungsblockade**: DMSO kann die Schmerzsignalübertragung entlang der Nervenfasern beeinträchtigen und so zu einer schnellen Linderung akuter Schmerzempfindungen führen.

3. **Erhöhter Blutfluss**: Durch die Förderung der Gefäßerweiterung kann DMSO die Durchblutung verletzter Bereiche verbessern, was möglicherweise die Heilung beschleunigt und Schmerzen lindert.

**4. Abfangen freier Radikale**: Bei akuten Verletzungen können die antioxidativen Eigenschaften von DMSO dabei helfen, schädliche freie Radikale zu neutralisieren, die bei Gewebeschäden freigesetzt werden, und so indirekt Schmerzen lindern.

Bei akuten Schmerzen wird DMSO häufig topisch angewendet, wobei viele Anwender bereits wenige Minuten nach der Anwendung eine Linderung berichten. Durch die schnelle Durchdringung der Haut gelangt es schnell an die Schmerzstelle.

**Chronischer Schmerz**:

Die Auswirkungen von DMSO auf chronische Schmerzen sind komplexer und vielfältiger. Bei chronischen Schmerzen kommt es häufig zu einer zentralen Sensibilisierung, bei der das Nervensystem überempfindlich auf Schmerzsignale reagiert. DMSO kann chronische Schmerzen durch verschiedene Mechanismen lindern:

**1. Langfristige entzündungshemmende Wirkung**: Chronische Entzündungen liegen oft hinter anhaltenden Schmerzzuständen. Die anhaltende entzündungshemmende

Wirkung von DMSO kann dazu beitragen, diese zugrunde liegende Ursache chronischer Schmerzen zu lindern.

**2. Modulation von Schmerzwegen**: Mit der Zeit kann DMSO dazu beitragen, die Schmerzwahrnehmungswege im Zentralnervensystem zu modulieren und so möglicherweise die Überempfindlichkeit gegenüber Schmerzsignalen zu verringern.

**3. Verbesserte Gewebegesundheit**: Durch die Verbesserung der Durchblutung und die Reduzierung von oxidativem Stress kann DMSO die Gesundheit chronisch schmerzhafter Gewebe verbessern und indirekt Schmerzen lindern.

**4. Kollagenauflösung**: Bei Erkrankungen mit übermäßiger Kollagenbildung wie Sklerodermie oder Arthritis kann die Fähigkeit von DMSO, Kollagen aufzulösen, zur Linderung chronischer Schmerzen beitragen.

**5. Neuropathische Schmerzlinderung**: Einige Studien deuten darauf hin, dass DMSO bei der Behandlung neuropathischer Schmerzen wirksam sein könnte, einer häufigen Form chronischer Schmerzen, die häufig gegen herkömmliche Behandlungen resistent sind.

Bei chronischen Schmerzen kann es länger dauern, bis sich die Wirkung von DMSO vollständig manifestiert, wobei einige Benutzer über Wochen oder Monate regelmäßiger

Anwendung eine allmähliche Besserung berichten. Die kumulativen Wirkungen von DMSO auf Entzündungen, Gewebegesundheit und Schmerzwege tragen zu seinem Potenzial bei der Behandlung langfristiger Schmerzzustände bei.

Es ist wichtig zu beachten, dass viele Anwender zwar von einer deutlichen Schmerzlinderung durch DMSO berichten, die individuellen Reaktionen jedoch stark variieren können. Faktoren wie die zugrunde liegende Schmerzursache, die spezifische Anwendungsmethode und die individuelle Physiologie können alle die Wirksamkeit von DMSO bei der Schmerzbehandlung beeinflussen.

## 3.2. Schritt-für-Schritt-Anleitung für die topische DMSO-Anwendung

Die richtige Anwendung von DMSO ist entscheidend für die Maximierung des potenziellen Nutzens bei gleichzeitiger Minimierung der Risiken. Hier ist eine detaillierte Anleitung zur topischen DMSO-Anwendung:

**Vorbereitung**:

1. Wählen Sie das richtige DMSO: Verwenden Sie nur DMSO in pharmazeutischer Qualität (99,9 % rein).

Niedrigere Qualitäten können schädliche Verunreinigungen enthalten.

2. Führen Sie einen Patch-Test durch: Tragen Sie vor der großflächigen Anwendung eine kleine Menge DMSO auf einen kleinen Hautbereich auf und warten Sie 24 Stunden, um nach Nebenwirkungen zu suchen.

3. Reinigen Sie den Anwendungsbereich: Waschen Sie den Bereich, auf den Sie DMSO auftragen möchten, gründlich mit milder Seife und Wasser. Vollständig trocknen.

4. Bereiten Sie Ihre Hände vor: Waschen und trocknen Sie Ihre Hände gründlich. Erwägen Sie die Verwendung von Nitrilhandschuhen, da DMSO in Latex eindringen kann.

**Bewerbungsprozess**:

1. Dosierung messen: Beginnen Sie mit einer 70 %igen DMSO-Lösung (70 % DMSO, 30 % destilliertes Wasser). Verwenden Sie etwa 1-2 ml pro 10 Quadratzentimeter Haut.

2. Auf die betroffene Stelle auftragen: Tragen Sie die DMSO-Lösung mit sauberen Händen oder einem sterilen Wattebausch vorsichtig auf die schmerzende Stelle auf.

3. Sanfte Massage: Massieren Sie das DMSO mit kreisenden Bewegungen leicht in die Haut ein. Dies trägt zu einer gleichmäßigen Verteilung und Absorption bei.

4. Trocknen lassen: Lassen Sie die Anwendungsstelle vollständig an der Luft trocknen. Dies dauert normalerweise 10-15 Minuten.

5. Anwendung wiederholen: Bei akuten Schmerzen können Sie die Anwendung alle 4–6 Stunden wiederholen. Bei chronischen Erkrankungen wird häufig eine 2-3-malige tägliche Anwendung empfohlen.

**Betreuung nach der Bewerbung**:

1. Auf Nebenwirkungen achten: Achten Sie auf Hautreizungen, Rötungen oder Juckreiz. Wenn diese auftreten, brechen Sie die Anwendung ab und konsultieren Sie einen Arzt.

2. Bleiben Sie hydriert: DMSO kann eine dehydrierende Wirkung haben. Erhöhen Sie daher Ihre Wasseraufnahme, wenn Sie es regelmäßig verwenden.

3. Überwachen Sie den Fortschritt: Führen Sie ein Tagebuch über Ihr Schmerzniveau und alle Veränderungen, die Sie bei der Verwendung von DMSO bemerken.

4. Reinigen Sie den Bereich: Nachdem das DMSO vollständig getrocknet und absorbiert ist (normalerweise nach einigen Stunden), können Sie den Bereich bei Bedarf vorsichtig waschen.

**Wichtige Überlegungen**:

- Kontamination vermeiden: Stellen Sie sicher, dass die Haut, auf die Sie DMSO auftragen, frei von anderen topischen Medikamenten, Kosmetika oder potenziellen Reizstoffen ist. DMSO kann die Aufnahme anderer Substanzen verbessern.

- Sonnenempfindlichkeit: DMSO kann die Empfindlichkeit gegenüber UV-Strahlen erhöhen. Behandelte Bereiche vor Sonneneinstrahlung schützen.

- Knoblauchartiger Geschmack/Atem: Seien Sie nicht beunruhigt, wenn Sie nach der DMSO-Anwendung einen Knoblauch-ähnlichen Geschmack in Ihrem Mund oder Atem bemerken. Dies ist eine häufige, harmlose Nebenwirkung.

- Schwangerschaft und Stillzeit: Wenn Sie schwanger sind oder stillen, konsultieren Sie vor der Anwendung von DMSO einen Arzt.

Denken Sie daran, dass diese Anweisungen zwar einen allgemeinen Leitfaden darstellen, es jedoch immer am besten ist, vor Beginn einer neuen Behandlung einen Arzt zu konsultieren, der mit der Verwendung von DMSO vertraut ist.

## 3.3. Mögliche Vorteile und Risiken der internen DMSO-Verwendung

Die interne Anwendung von DMSO ist in der medizinischen Fachwelt Gegenstand erheblicher Kontroversen. Während einige Ärzte und Patienten die interne Anwendung unter Berufung auf potenzielle Vorteile befürworten, warnen viele Mediziner aufgrund mangelnder umfassender klinischer Forschung und potenzieller Risiken davor. Es ist wichtig, dieses Thema mit einer ausgewogenen Perspektive anzugehen.

**Mögliche Vorteile der internen DMSO-Nutzung**:

1. Systemische entzündungshemmende Wirkung: Orales oder intravenöses DMSO bietet im Vergleich zur topischen Anwendung möglicherweise umfassendere entzündungshemmende Wirkungen.

2. Verbesserte Arzneimittelabgabe: Die Fähigkeit von DMSO, biologische Barrieren zu durchdringen, könnte möglicherweise die Wirksamkeit anderer Medikamente bei innerlicher Anwendung verbessern.

3. Antioxidative Eigenschaften: Die interne Anwendung kann zu umfassenderen antioxidativen Wirkungen im gesamten Körper führen.

4. Behandlung interstitieller Zystitis: Intravesikales DMSO (direkt in die Blase verabreicht) ist von der FDA für die Behandlung interstitieller Zystitis zugelassen.

5. Mögliche neuroprotektive Wirkungen: Einige Untersuchungen deuten darauf hin, dass internes DMSO neuroprotektive Eigenschaften haben könnte, die möglicherweise bei Erkrankungen wie Schlaganfall oder traumatischer Hirnverletzung von Nutzen sein könnten.

**Risiken und Bedenken der internen DMSO-Verwendung**:

1. Fehlende FDA-Zulassung: Mit Ausnahme der intravesikalen Anwendung bei interstitieller Zystitis ist die interne DMSO-Anwendung für keine andere Erkrankung von der FDA zugelassen.

2. Begrenzte klinische Forschung: Es mangelt an groß angelegten, strengen klinischen Studien zur Sicherheit und Wirksamkeit der internen DMSO-Anwendung bei den meisten Erkrankungen.

3. Mögliche Auswirkungen auf Organe: Hohe DMSO-Dosen können die Leber- und Nierenfunktion beeinträchtigen. Die langfristigen Auswirkungen einer regelmäßigen internen Anwendung sind nicht ausreichend belegt.

4. Arzneimittelwechselwirkungen: DMSO kann die Absorption und Wirkung anderer Arzneimittel verstärken und möglicherweise zu unbeabsichtigten Arzneimittelwechselwirkungen führen.

5. Magen-Darm-Nebenwirkungen: Orales DMSO kann bei manchen Personen Übelkeit, Erbrechen und Durchfall verursachen.

6. Hämolyserisiko: Die intravenöse Verabreichung von DMSO birgt das Risiko einer Hämolyse (Zerstörung roter Blutkörperchen).

7. Fragen der Qualitätskontrolle: Die Sicherstellung der Reinheit von DMSO für den internen Gebrauch ist von entscheidender Bedeutung, da Verunreinigungen bei Einnahme oder Injektion besonders schädlich sein können.

**Aktuelle medizinische Haltung**:

Die meisten etablierten Mediziner raten von der internen Verwendung von DMSO außerhalb zugelassener medizinischer Einrichtungen ab, da umfassende

Sicherheitsdaten und standardisierte Protokolle fehlen. Bei den meisten Erkrankungen wird allgemein davon ausgegangen, dass die potenziellen Risiken den möglichen Nutzen überwiegen.

Wenn Sie die interne Verwendung von DMSO in Betracht ziehen, ist es unbedingt erforderlich, dies nur unter strenger Aufsicht eines qualifizierten Gesundheitsdienstleisters zu tun, der Erfahrung mit der DMSO-Therapie hat. Von der Selbstverabreichung von internem DMSO wird aufgrund der damit verbundenen potenziellen Risiken dringend abgeraten.

## 3.4. Erfahrungsberichte von Schmerzpatienten, die DMSO verwendet haben

Während Einzelberichte nicht als endgültiger Wirksamkeitsbeweis betrachtet werden sollten, können persönliche Erfahrungen wertvolle Einblicke in die potenziellen Vorteile und Grenzen von DMSO für die Schmerzbehandlung liefern. Hier sind einige Erfahrungsberichte von Personen, die DMSO bei verschiedenen Schmerzzuständen eingesetzt haben:

**Erfahrungsbericht 1: Chronische Arthritis-Schmerzen**

Melissa, 58, Patient mit rheumatoider Arthritis:

„Ich kämpfe seit über einem Jahrzehnt mit rheumatoider Arthritis. Die Schmerzen in meinen Händen und Knien waren oft unerträglich und herkömmliche Medikamente hatten Nebenwirkungen, die ich nicht tolerieren konnte. Ein Freund schlug mir vor, DMSO auszuprobieren. Ich war zunächst skeptisch , aber nachdem ich es einen Monat lang zweimal täglich äußerlich angewendet hatte, bemerkte ich eine deutliche Verringerung der Schmerzen und Steifheit. Es ist kein Heilmittel, aber DMSO hat es mir ermöglicht, meine Abhängigkeit von Schmerzmitteln zu verringern und meine Lebensqualität zu verbessern Der einzige Nachteil ist der Knoblauchgeruch, aber es ist ein geringer Preis für die Linderung, die ich erlebt habe.

## Erfahrungsbericht 2: Akute Sportverletzung

Peter, 32, Amateursportler:

„Während eines Fußballspiels erlitt ich eine schwere Verstauchung des Knöchels. Die Schmerzen waren stark und ich hatte Angst, wochenlang nicht trainieren zu können. Mein Physiotherapeut schlug vor, DMSO zusätzlich zur herkömmlichen RICE-Behandlung (Ruhe, Eis, Kompression, Elevation) auszuprobieren. Ich bewarb mich Dreimal täglich wurde DMSO auf die verletzte Stelle aufgetragen – der pochende Schmerz ließ innerhalb weniger Stunden nach der ersten Anwendung deutlich nach

Ich habe erwartet, dass DMSO zu einem festen Bestandteil meiner Sport-Erste-Hilfe-Ausrüstung geworden ist."


**Erfahrungsbericht 3: Fibromyalgie**

Lisa, 45, Fibromyalgie-Patientin:

„Mit Fibromyalgie zu leben bedeutet, täglich mit weit verbreiteten Schmerzen zu kämpfen. Ich habe im Laufe der Jahre zahlreiche Behandlungen mit begrenztem Erfolg ausprobiert. Als ich zum ersten Mal von DMSO hörte, war ich neugierig, aber vorsichtig. Ich begann mit einer 70-prozentigen DMSO-Lösung und trug sie auf meine Haut auf Die meisten schmerzenden Bereiche – normalerweise mein Rücken und meine Beine – dauerten etwa zwei Wochen, bis ich einen Unterschied bemerkte, aber die Verbesserung war unbestreitbar, und ich stellte fest, dass ich den ganzen Tag über mehr Energie hatte hat meine Schmerzen vollständig beseitigt, aber DMSO ist zu einem wesentlichen Bestandteil meiner Schmerzbehandlungsroutine geworden. Ich schätze, dass es im Vergleich zu einigen der Medikamente, die ich in der Vergangenheit ausprobiert habe, eine natürlichere Option ist.


**Erfahrungsbericht 4: Postoperative Schmerzen**

Robert, 62, Kürzlich durchgeführte Kniegelenkersatzoperation:

„Nach meiner Kniegelenkersatz-Operation hatte ich selbst Wochen nach meiner Genesung mit anhaltenden Schmerzen und Schwellungen zu kämpfen. Mein Chirurg dachte über zusätzliche Eingriffe nach, als ein Krankenpfleger vorschlug, DMSO auszuprobieren. Mit Zustimmung meines Arztes begann ich, zweimal täglich DMSO um mein Knie herum aufzutragen Innerhalb einer Woche bemerkte ich eine deutliche Verbesserung sowohl der Schmerzen als auch der Schwellung. Es schien, dass ich mich stärker auf meine Physiotherapiesitzungen einlassen konnte, was meiner Meinung nach zu einer besseren allgemeinen Genesung beitrug Ich habe dafür gesorgt, dass der Anwendungsbereich vor jedem Gebrauch vollständig sauber war, aber die Ergebnisse waren den zusätzlichen Aufwand wert.“

**Erfahrungsbericht 5: Neuropathischer Schmerz**

Elena, 50, Patientin mit diabetischer Neuropathie:

„Diabetische Neuropathie hatte Ich hatte ständig ein Brennen und Kribbeln in den Füßen. Es beeinträchtigte meinen Schlaf und machte es schwierig, aktiv zu bleiben. Herkömmliche Schmerzmittel brachten kaum Linderung und hinterließen bei mir oft ein Gefühl der Benommenheit. Ein Mitglied der Selbsthilfegruppe erwähnte DMSO und ich beschloss, es auszuprobieren. Ich trage es seit drei Monaten jeden Abend auf meine Füße auf. Obwohl die Neuropathie dadurch nicht beseitigt wurde, wurden die schmerzhaften Empfindungen deutlich abgeschwächt. Ich schlafe besser und konnte meine täglichen Spaziergänge steigern. Ein unerwarteter Vorteil: Das DMSO scheint die allgemeine Hautgesundheit an meinen Füßen verbessert zu haben. Ich bin dankbar für die Linderung, obwohl ich mir wünschte, dass die Wirkung zwischen den Anwendungen länger anhält.

Diese Erfahrungsberichte unterstreichen die vielfältigen Erfahrungen von Personen, die DMSO zur Schmerzbehandlung einsetzen. Obwohl viele über positive Ergebnisse berichten, ist es wichtig zu beachten, dass die Reaktionen auf DMSO von Person zu Person sehr unterschiedlich sein können. Was für den einen gut funktioniert, ist für den anderen möglicherweise nicht so effektiv. Darüber hinaus sollten diese persönlichen Berichte nicht als medizinische Beratung oder als Ersatz für eine professionelle Gesundheitsberatung verstanden werden.

# KAPITEL 4

# BEKÄMPFUNG VON ARTHRITIS MIT DMSO

Arthritis in ihren verschiedenen Formen betrifft Millionen von Menschen auf der ganzen Welt und verursacht Schmerzen, Steifheit und eine verminderte Lebensqualität. Da herkömmliche Behandlungen häufig Nebenwirkungen oder eine begrenzte Wirksamkeit haben, suchen viele Menschen nach alternativen Therapien. Dimethylsulfoxid (DMSO) hat sich als potenzielle Option zur Behandlung von Arthritis-Symptomen und möglicherweise zur Behandlung einiger der zugrunde liegenden Ursachen herausgestellt. In diesem Kapitel wird das Potenzial von DMSO bei der Behandlung von Osteoarthritis und rheumatoider Arthritis untersucht, Fallstudien vorgestellt und DMSO mit herkömmlichen Arthritisbehandlungen verglichen.

## 4.1. DMSO und Knorpelregeneration bei Arthrose

Arthrose (OA) ist durch den Abbau des Knorpels in den Gelenken gekennzeichnet, was zu Schmerzen, Steifheit und eingeschränkter Beweglichkeit führt. Obwohl sie traditionell als eine Verschleißerkrankung angesehen wird, deuten neuere Forschungsergebnisse darauf hin, dass entzündliche Prozesse eine wichtige Rolle beim Fortschreiten der Arthrose spielen. Das Potenzial von DMSO bei der Behandlung von Arthrose liegt nicht nur in seinen entzündungshemmenden Eigenschaften, sondern auch in seinen möglichen Auswirkungen auf die Knorpelregeneration.

**Mechanismen des Knorpelschutzes und der Knorpelregeneration:**

1. **Entzündungshemmende Wirkung**: Durch die Reduzierung von Entzündungen im Gelenk kann DMSO den Knorpelabbau verlangsamen. Es ist bekannt, dass Entzündungen Enzyme aktivieren, die Bestandteile der Knorpelmatrix abbauen.

2. **Antioxidative Eigenschaften**: Die starke antioxidative Wirkung von DMSO kann Knorpelzellen (Chondrozyten) vor oxidativem Stress schützen, der am Fortschreiten der Arthrose beteiligt ist.

**3. Stimulierung der Proteoglykansynthese**: Einige Studien deuten darauf hin, dass DMSO die Produktion von Proteoglykanen stimulieren kann, Schlüsselbestandteilen des Knorpels, die für seine polsternden Eigenschaften sorgen.

**4. Verbesserte Nährstoffversorgung**: Die Fähigkeit von DMSO, in Gewebe einzudringen, kann die Zufuhr von Nährstoffen zum Knorpel verbessern, der nur über eine begrenzte Blutversorgung verfügt.

**5. Modulation der Genexpression**: Untersuchungen deuten darauf hin, dass DMSO die Expression von Genen beeinflussen könnte, die am Knorpelstoffwechsel beteiligt sind, und möglicherweise einen anaboleren (aufbauenden) Zustand fördern könnte.

**6. Reduktion von Matrix-Metalloproteinasen (MMPs):** DMSO kann dazu beitragen, die Aktivität von MMPs zu reduzieren, Enzymen, die für den Knorpelabbau verantwortlich sind Matrix.

**Forschungsergebnisse**:

Während Studien am Menschen begrenzt sind, haben mehrere Labor- und Tierstudien vielversprechende Ergebnisse gezeigt:

- Eine Studie am Gelenkknorpel von Kaninchen zeigte, dass die DMSO-Behandlung die Proteoglykansynthese steigerte und den Knorpelabbau verringerte.

- In-vitro-Studien haben gezeigt, dass DMSO die Chondrozytenproliferation und Matrixproduktion steigern kann.

- Tiermodelle von OA, die mit DMSO behandelt wurden, zeigten im Vergleich zu unbehandelten Kontrollen einen geringeren Knorpelabbau.

Es ist wichtig anzumerken, dass diese Ergebnisse zwar ermutigend sind, jedoch umfangreichere klinische Studien am Menschen erforderlich sind, um die Wirksamkeit von DMSO bei der Knorpelregeneration bei OA-Patienten endgültig zu belegen.

**Praktische Auswirkungen**:

Für Personen mit Arthrose, die DMSO in Betracht ziehen, ist die topische Anwendung auf die betroffenen Gelenke die häufigste Methode. Einige Ärzte empfehlen die Kombination von DMSO mit anderen Substanzen, von denen man annimmt, dass sie die Gesundheit der Gelenke unterstützen, wie etwa Glucosamin oder MSM (Methylsulfonylmethan). Der Einsatz solcher Kombinationen sollte jedoch nur unter professioneller Anleitung erfolgen.

## 4.2. Mögliche Auswirkungen von DMSO auf die Symptome rheumatoider Arthritis

Rheumatoide Arthritis (RA) ist eine Autoimmunerkrankung, die durch chronische Gelenkentzündungen gekennzeichnet ist, die zu Schmerzen, Schwellungen und möglichen Gelenkdeformitäten führen. Das Potenzial von DMSO bei der Behandlung von RA-Symptomen beruht hauptsächlich auf seinen entzündungshemmenden und immunmodulatorischen Eigenschaften.

**Wirkmechanismen bei RA:**

**1. Unterdrückung von Entzündungsmediatoren**: DMSO hemmt nachweislich die Produktion entzündungsfördernder Zytokine wie TNF-α und IL-6, die eine entscheidende Rolle bei der RA-Pathogenese spielen.

**2. Modulation der Immunantwort**: Einige Studien deuten darauf hin, dass DMSO dazu beitragen kann, die für RA charakteristische überaktive Immunantwort zu modulieren.

**3. Abfangen freier Radikale**: Als starkes Antioxidans kann DMSO dabei helfen, schädliche freie Radikale in entzündeten Gelenken zu neutralisieren.

**4. Verbesserung der Arzneimittelpenetration**: Bei topischer Anwendung kann DMSO das Eindringen anderer entzündungshemmender Medikamente in das Gelenk verstärken.

**5. Schmerzlinderung**: Die schmerzstillenden Eigenschaften von DMSO können unabhängig von seiner entzündungshemmenden Wirkung eine direkte Schmerzlinderung bewirken.

**6. Verbesserte Durchblutung**: Durch die Förderung der Gefäßerweiterung kann DMSO die Durchblutung der betroffenen Gelenke verbessern und möglicherweise die Entfernung von Entzündungsmediatoren unterstützen.

**Forschungsergebnisse**:

Während groß angelegte klinische Studien fehlen, deuten einige kleinere Studien und Einzelberichte auf potenzielle Vorteile hin:

- Eine kleine klinische Studie zeigte, dass RA-Patienten, die mit topischem DMSO behandelt wurden, eine deutliche Verringerung der Gelenkschmerzen und eine verbesserte Bewegungsfreiheit erlebten.

- Laborstudien haben gezeigt, dass DMSO die Aktivität rheumatoider Synovialfibroblasten unterdrücken kann, Zellen, die zur Gelenkzerstörung bei RA beitragen.

- Einige Fallberichte deuten darauf hin, dass DMSO in Kombination mit herkömmlichen RA-Behandlungen deren Wirksamkeit steigern kann.

**Praktische Überlegungen**:

Bei RA-Patienten, die DMSO in Betracht ziehen, wird es typischerweise topisch auf die betroffenen Gelenke angewendet. Einige Ärzte untersuchen auch die Verwendung als Trägerstoff für andere entzündungshemmende Verbindungen. Für RA-Patienten ist es wichtig, vor der Aufnahme von DMSO in ihre Behandlung ihren Rheumatologen zu konsultieren, da es zu Wechselwirkungen mit anderen Medikamenten kommen kann.

## 4.3. Fallstudien von Arthritis-Patienten, die DMSO verwenden

Um die möglichen Auswirkungen von DMSO in realen Szenarien zu veranschaulichen, untersuchen wir mehrere Fallstudien von Arthritis-Patienten, die DMSO in ihre Behandlungspläne einbezogen haben.

**Fallstudie 1: Arthrose des Knies**

**Geduldig**: Margaret, 68 Jahre alt

**Zustand**: Schwere Arthrose in beiden Knien

**Behandlung**: Topische Anwendung einer 70 %igen DMSO-Lösung zweimal täglich für 3 Monate

**Ergebnisse**: Margaret berichtete über eine 50-prozentige Schmerzreduktion und eine deutliche Verbesserung der Beweglichkeit nach drei Monaten konsequenter Anwendung. Sie konnte ihre Abhängigkeit von NSAIDs reduzieren und berichtete von einer besseren Schlafqualität. Nach sechs Monaten aufgenommene Röntgenaufnahmen zeigten eine leichte Vergrößerung des Gelenkraums, was auf eine mögliche Knorpelregeneration hindeutet, obwohl dies nicht schlüssig auf die alleinige Verwendung von DMSO zurückgeführt werden konnte.

## Fallstudie 2: Rheumatoide Arthritis

**Geduldig**: Carlos, 45 Jahre alt

**Zustand**: Rheumatoide Arthritis, die Hände und Handgelenke betrifft

**Behandlung**: Topische Anwendung von DMSO in Kombination mit einer niedrigen oralen Dosis DMSO (unter ärztlicher Aufsicht) über 6 Monate, zusätzlich zu herkömmlichen RA-Medikamenten

**Ergebnisse**: Carlos erlebte nach zweimonatiger Behandlung eine deutliche Verringerung der Gelenkschwellung und berichtete von einer verbesserten Griffkraft. Blutuntersuchungen zeigten einen Rückgang der Entzündungsmarker. Nach sechs Monaten konnte Carlos' Rheumatologe die Dosierung seiner konventionellen Medikamente reduzieren. Carlos berichtete von weniger Nebenwirkungen im Vergleich zu der Zeit, als er allein höhere Dosen traditioneller RA-Medikamente einnahm.

**Fallstudie 3: Psoriasis-Arthritis**

**Geduldig**: Lina, 52 Jahre alt

**Zustand**: Psoriasis-Arthritis, die mehrere Gelenke betrifft, mit damit verbundenen Hautplaques

**Behandlung**: Topische Anwendung von DMSO auf betroffene Gelenke und Psoriasis-Plaques, zweimal täglich für 4 Monate

**Ergebnisse**: Lina bemerkte bereits im ersten Behandlungsmonat eine deutliche Verbesserung der Gelenkschmerzen und -steifheit. Interessanterweise berichtete sie auch über eine Verringerung der Größe und Schwere ihrer Psoriasis-Plaques, wenn DMSO angewendet wurde. Nach vier Monaten waren Linas allgemeine Schmerzen um etwa 60 % zurückgegangen und ihr Hautzustand hatte sich merklich verbessert.

**Fallstudie 4: Arthrose mit rheumatoider Arthritis**

**Geduldig**: George, 70 Jahre alt

**Zustand**: Arthrose in Knien und Hüften, kürzlich diagnostiziert mit rheumatoider Arthritis

**Behandlung**: Topische DMSO-Anwendung auf alle betroffenen Gelenke, kombiniert mit oralem DMSO unter strenger ärztlicher Aufsicht, für 6 Monate

**Ergebnisse**: George erzielte unter seinen Bedingungen unterschiedliche Ergebnisse. Seine osteoarthritischen Knieschmerzen besserten sich deutlich, die Beweglichkeit nahm zu und die Steifheit verringerte sich. Die Auswirkungen auf die Symptome seiner rheumatoiden Arthritis waren weniger ausgeprägt, aber immer noch positiv, mit einer moderaten Verringerung der Gelenkschwellung und der Gelenkschmerzen. George berichtete von einer allgemeinen Verbesserung seiner

Lebensqualität und konnte sich mehr körperlich betätigen als vor Beginn der DMSO-Behandlung.

Diese Fallstudien verdeutlichen die potenziellen Vorteile von DMSO bei verschiedenen arthritischen Erkrankungen. Es ist jedoch wichtig zu beachten, dass es sich hierbei um Einzelfälle handelt und möglicherweise nicht repräsentativ für die Erfahrungen aller Patienten ist. Die Ergebnisse unterstreichen die Notwendigkeit personalisierter Behandlungsansätze und die Bedeutung der ärztlichen Überwachung bei der Verwendung von DMSO zur Arthritis-Behandlung.

## 4.4. Vergleich von DMSO mit herkömmlichen Arthritis-Behandlungen

Um den Stellenwert von DMSO bei der Arthritisbehandlung zu verstehen, ist es hilfreich, es mit herkömmlichen Therapien zu vergleichen. Hier ist eine vergleichende Analyse:

**Nichtsteroidale Antirheumatika (NSAIDs):**

- **Mechanismus**: Reduziert Entzündungen und Schmerzen durch Hemmung von COX-Enzymen

- **Vorteile**: Weit verbreitet, schnell wirkend zur Schmerzlinderung

- **Nachteile**: Magen-Darm-Nebenwirkungen, potenzielle kardiovaskuläre Risiken bei Langzeitanwendung

- **DMSO-Vergleich**: DMSO kann bei topischer Anwendung ähnliche entzündungshemmende Wirkungen mit möglicherweise weniger systemischen Nebenwirkungen haben

## Krankheitsmodifizierende Antirheumatika (DMARDs):

- Mechanismus: Unterdrückung des Immunsystems, um das Fortschreiten der RA zu verlangsamen

- Vorteile: Kann Gelenkschäden bei RA verlangsamen oder stoppen

- Nachteile: Erhöhtes Infektionsrisiko, potenzielle Organtoxizität

- DMSO-Vergleich: DMSO ist bei der Modifizierung des Krankheitsverlaufs nicht so wirksam, kann aber DMARDs mit weniger Nebenwirkungen ergänzen

## Kortikosteroide:

- **Mechanismus**: Starke entzündungshemmende Wirkung

- **Vorteile**: Schnelle Linderung von Entzündungen und Schmerzen

- **Nachteile**: Langfristige Anwendung verbunden mit Knochenschwund, Gewichtszunahme und anderen systemischen Auswirkungen

- **DMSO-Vergleich**: DMSO bietet mildere entzündungshemmende Wirkungen, aber möglicherweise weniger langfristige Nebenwirkungen

**Topische Analgetika (z. B. Capsaicin, Diclofenac-Gel):**

- **Mechanismus**: Lokale schmerzlindernde oder entzündungshemmende Wirkung

- **Vorteile**: Minimale systemische Absorption, gezielte Linderung

- **Nachteile**: Kann Hautreizungen und eingeschränkte Penetration verursachen

- **DMSO-Vergleich**: DMSO bietet möglicherweise eine tiefere Penetration und kann die Wirkung anderer topischer Behandlungen verstärken

**Hyaluronsäure-Injektionen**:

- **Mechanismus**: Sorgen für Schmierung und Stoßdämpfung in OA-Gelenken

- **Vorteile**: Kann bei manchen Patienten eine langanhaltende Linderung verschaffen

- **Nachteile**: Erfordert Injektionen, die Auswirkungen können vorübergehend sein

- **DMSO-Vergleich**: DMSO ist nicht-invasiv, bietet jedoch möglicherweise nicht die gleichen mechanischen Vorteile wie Hyaluronsäure


**Physiotherapie und Bewegung**:

- **Mechanismus**: Stärken Sie die Muskeln um die Gelenke herum und verbessern Sie die Flexibilität

- **Vorteile**: Keine Nebenwirkungen, verbessert die allgemeine Gesundheit

- **Nachteile**: Erfordert ständige Anstrengung, kann anfangs schmerzhaft sein

- **DMSO-Vergleich**: DMSO kann Trainingsprogramme ergänzen, indem es möglicherweise Schmerzen und Entzündungen reduziert

**Komparative Vorteile von DMSO**:

**1. Multimodale Aktion**: Die entzündungshemmenden, schmerzstillenden und potenziell regenerierenden Eigenschaften von DMSO bieten einen vielseitigen Ansatz zur Behandlung von Arthritis.

**2. Topische Anwendung**: Bei topischer Anwendung weist DMSO eine minimale systemische Absorption auf, wodurch möglicherweise das Risiko systemischer Nebenwirkungen verringert wird.

**3. Penetrationsverstärker**: DMSO kann die Absorption anderer Medikamente verbessern und möglicherweise deren Wirksamkeit erhöhen.

**4. Antioxidative Wirkung**: Im Gegensatz zu den meisten herkömmlichen Behandlungen bietet DMSO starke antioxidative Eigenschaften, die die Gelenke vor weiteren Schäden schützen können.

**5. Potenzial zur Knorpelunterstützung**: Einige Hinweise deuten darauf hin, dass DMSO die Knorpelgesundheit unterstützen kann, ein Vorteil, der bei herkömmlichen Schmerzmitteln normalerweise nicht zu beobachten ist.

**Vergleichende Nachteile von DMSO**:

**1. Begrenzte klinische Evidenz**: Im Vergleich zu etablierten Behandlungen fehlen bei DMSO umfangreiche klinische Studiendaten für Arthritis.

**2. Regulierungsstatus**: DMSO ist nicht von der FDA für die Behandlung von Arthritis zugelassen, was seine allgemeine Akzeptanz einschränkt.

**3. Variable Qualität**: Die mangelnde Standardisierung bei DMSO-Produkten kann zu inkonsistenten Ergebnissen führen.

**4. Geruch**: Der charakteristische Knoblauchgeruch kann für manche Benutzer abschreckend sein.

**5. Möglichkeit einer unsachgemäßen Verwendung**: Ohne angemessene Anleitung besteht die Gefahr eines Missbrauchs oder einer übermäßigen Verwendung von DMSO.

# KAPITEL 5

# DMSO UND ENTZÜNDUNGEN: EIN NATÜRLICHES ENTZÜNDUNGSHEMMENDES MITTEL

Entzündungen sind ein grundlegender biologischer Prozess, der eine entscheidende Rolle bei der Abwehr des Körpers gegen Verletzungen und Infektionen spielt. Wenn eine Entzündung jedoch chronisch wird, kann sie zu einer Vielzahl von Gesundheitsproblemen führen. Dimethylsulfoxid (DMSO) hat als potenzieller natürlicher entzündungshemmender Wirkstoff Aufmerksamkeit erregt und bietet einen einzigartigen Ansatz zur Behandlung entzündlicher Erkrankungen. In diesem Kapitel wird der komplizierte Zusammenhang zwischen DMSO und Entzündungen, seine möglichen Anwendungen und die Frage untersucht, wie es mit anderen natürlichen Entzündungshemmern kombiniert werden kann, um eine verstärkte Wirkung zu erzielen.

## 5.1. Der Entzündungsprozess des Körpers und die Beeinflussung durch DMSO

Um zu verstehen, wie DMSO entzündungshemmend wirkt, ist es wichtig, zunächst die Grundlagen des Entzündungsprozesses zu verstehen.

**Der Entzündungsprozess**:

1. Auslösung: Ausgelöst durch Gewebeschäden, Infektionen oder andere Reize.

2. Vasodilatation: Die Blutgefäße erweitern sich und erhöhen so die Durchblutung des betroffenen Bereichs.

3. Erhöhte Durchlässigkeit: Blutgefäße werden durchlässiger, sodass Flüssigkeit und Immunzellen in das Gewebe eindringen können.

4. Zellinfiltration: Weiße Blutkörperchen, insbesondere Neutrophile und Makrophagen, dringen in den betroffenen Bereich ein.

5. Freisetzung von Entzündungsmediatoren: Zellen setzen verschiedene Chemikalien frei, darunter Zytokine, Prostaglandine und Histamin.

6. Gewebereparatur: Sobald die Bedrohung neutralisiert ist, beginnt der Heilungsprozess.

Während eine akute Entzündung ein notwendiger und nützlicher Prozess ist, kann eine chronische Entzündung zu Gewebeschäden und verschiedenen Krankheiten führen.

**Wie DMSO Entzündungen beeinflusst**:

Die entzündungshemmenden Wirkungen von DMSO sind vielfältig und zielen auf verschiedene Stadien des Entzündungsprozesses ab:

**1. Hemmung von Entzündungsmediatoren**:

- DMSO hemmt nachweislich die Produktion von Prostaglandinen, die eine Schlüsselrolle bei der Entzündungsreaktion spielen.

- Es kann die Aktivität von NF-κB unterdrücken, einem Transkriptionsfaktor, der viele an Entzündungen beteiligte Gene reguliert.

## 2. Abfangen freier Radikale:

- Als starkes Antioxidans neutralisiert DMSO schädliche freie Radikale, die Entzündungen verschlimmern können.

- Diese Maßnahme kann dazu beitragen, den Kreislauf aus oxidativem Stress und Entzündungen zu durchbrechen.

## 3. Modulation der Zytokinproduktion:

- DMSO kann die Produktion verschiedener Zytokine verändern und das Gleichgewicht möglicherweise in einen entzündungshemmenden Zustand verschieben.

- Studien haben gezeigt, dass es den Spiegel entzündungsfördernder Zytokine wie TNF-α und IL-6 senken kann.

## 4. Stabilisierung von Zellmembranen:

- DMSO kann zur Stabilisierung der Zellmembranen beitragen und möglicherweise die Freisetzung entzündungsfördernder Substanzen aus geschädigten Zellen reduzieren.

## 5. Verbesserung der Mikrozirkulation:

- Durch die Verbesserung des Blutflusses in kleinen Gefäßen kann DMSO dazu beitragen, Entzündungen schneller zu beseitigen.

## 6. Modulation der Immunzellfunktion:

- Es wurde gezeigt, dass DMSO die Funktion verschiedener Immunzellen beeinflusst und möglicherweise die Entzündungsreaktion abschwächt.

## 7. Hemmung der Blutplättchenaggregation:

- Durch die Reduzierung der Blutplättchenklumpen kann DMSO dazu beitragen, die Bildung von Mikrogerinnseln zu verhindern, die Entzündungen verschlimmern können.

Diese vielfältigen Wirkmechanismen tragen zum Potenzial von DMSO als entzündungshemmender Breitbandwirkstoff bei. Seine Fähigkeit, in verschiedene Stadien des Entzündungsprozesses einzugreifen, macht es zu einer vielseitigen Option zur Behandlung verschiedener Arten von Entzündungen.

## 5.2. Entzündliche Erkrankungen, die von einer DMSO-Behandlung profitieren können

Die entzündungshemmenden Eigenschaften von DMSO machen es zu einem potenziellen Kandidaten für die Behandlung einer Vielzahl entzündlicher Erkrankungen. Während weitere Forschung erforderlich ist, um die Wirksamkeit bei vielen dieser Erkrankungen vollständig zu belegen, deuten vorläufige Studien und Einzelberichte auf potenzielle Vorteile in den folgenden Bereichen hin:

**1. Arthritis**:

- Sowohl Arthrose als auch rheumatoide Arthritis können von der entzündungshemmenden Wirkung von DMSO profitieren.

- DMSO kann dabei helfen, Gelenkschmerzen, Schwellungen und Steifheit, die mit diesen Erkrankungen einhergehen, zu reduzieren.

## 2. Tendinitis und Bursitis:

- Die Fähigkeit von DMSO, tief in das Gewebe einzudringen, macht es potenziell wirksam bei diesen Erkrankungen, die Sehnen und Schleimbeutel betreffen.

## 3. Entzündliche Hauterkrankungen:

- Erkrankungen wie Psoriasis und Ekzeme, die mit Hautentzündungen einhergehen, können auf die topische DMSO-Anwendung ansprechen.

## 4. Entzündliche Darmerkrankungen:

- Einige Studien deuten darauf hin, dass DMSO bei der Behandlung von Erkrankungen wie Morbus Crohn und Colitis ulcerosa hilfreich sein könnte, allerdings sind weitere Untersuchungen erforderlich.

## 5. Interstitielle Zystitis:

- DMSO ist von der FDA für die Behandlung dieser schmerzhaften Blasenerkrankung zugelassen und weist eine entzündungshemmende Wirkung auf die Blasenschleimhaut auf.

**6. Sklerodermie:**

- Das Potenzial von DMSO, Entzündungen zu reduzieren und Kollagenablagerungen aufzuweichen, kann Personen mit dieser Bindegewebserkrankung zugute kommen.


**7. Sportverletzungen:**

- Akute Verletzungen wie Verstauchungen und Zerrungen können von der Fähigkeit von DMSO profitieren, Entzündungen zu reduzieren und die Heilung zu fördern.


**8. Neurodegenerative Erkrankungen:**

- Die entzündungshemmenden Eigenschaften von DMSO werden auf mögliche neuroprotektive Wirkungen bei Erkrankungen wie Alzheimer und Parkinson untersucht.


**9. Entzündung der Atemwege:**

- Einige Untersuchungen deuten darauf hin, dass DMSO bei Erkrankungen wie Asthma und chronisch obstruktiver Lungenerkrankung (COPD) helfen könnte, obwohl weitere Studien erforderlich sind.

## 10. Gicht:

- Die entzündungshemmende Wirkung von DMSO kann dazu beitragen, die mit Gichtanfällen verbundenen Schmerzen und Schwellungen zu lindern.


## 11. Fibromyalgie:

- Obwohl es sich bei Fibromyalgie nicht unbedingt um eine entzündliche Erkrankung handelt, geht sie mit chronischen Schmerzen einher, die auf die schmerzstillenden und entzündungshemmenden Eigenschaften von DMSO reagieren können.


## 12. Erkrankungen des Kiefergelenks (TMJ).:

- Die entzündungshemmende Wirkung von DMSO kann dazu beitragen, Schmerzen zu lindern und die Funktion bei Kiefergelenkserkrankungen zu verbessern.


Es ist wichtig zu beachten, dass DMSO zwar bei diesen Erkrankungen vielversprechend ist, seine Verwendung jedoch immer unter Anleitung eines medizinischen Fachpersonals erfolgen sollte. Die Wirksamkeit von DMSO kann von Person zu Person unterschiedlich sein und es kann zu Wechselwirkungen mit anderen Medikamenten oder Behandlungen kommen.

## 5.3. Natürliche Entzündungshemmer, die mit DMSO kombiniert werden können

Die Fähigkeit von DMSO, die Absorption anderer Substanzen zu verbessern, macht es zu einem hervorragenden Träger für verschiedene natürliche entzündungshemmende Verbindungen. In Kombination können diese natürlichen Entzündungshemmer synergistisch mit DMSO wirken und so eine verstärkte entzündungshemmende Wirkung erzielen. Hier sind einige natürliche Entzündungshemmer, die möglicherweise mit DMSO kombiniert werden können:

**1. Kurkuma/Curcumin**:

- Eine wirksame entzündungshemmende Verbindung, die in Kurkuma enthalten ist.

- DMSO kann bei topischer Anwendung die Absorption und Wirksamkeit von Curcumin verbessern.

## 2. Boswellia:

- Auch als indischer Weihrauch bekannt, Boswellia hat starke entzündungshemmende Eigenschaften.

- Kombinieren Boswellia Extrakt mit DMSO kann eine verstärkte Linderung von Gelenk- und Muskelentzündungen bewirken.

## 3. Bromelain:

- Ein in Ananas vorkommendes Enzym mit entzündungshemmenden Eigenschaften.

- In Kombination mit DMSO kann die entzündungshemmende Wirkung von Bromelain stärker ausgeprägt sein.

## 4. Ingwer:

- Enthält Verbindungen mit entzündungshemmenden und schmerzstillenden Eigenschaften.

- Eine DMSO-Ingwer-Kombination kann besonders wirksam bei Muskel- und Gelenkschmerzen sein.

## 5. Omega-3-Fettsäuren:

- Obwohl Omega-3-Fettsäuren normalerweise oral eingenommen werden, kann die topische Anwendung von Omega-3-Fettsäuren mit DMSO lokale entzündungshemmende Wirkungen haben.

## 6. Aloe Vera:

- Bekannt für seine beruhigenden und entzündungshemmenden Eigenschaften.

- Die Kombination von Aloe Vera Gel mit DMSO kann seine Wirkung bei entzündlichen Hauterkrankungen verstärken.

## 7. MSM (Methylsulfonylmethan):

- Eine schwefelhaltige Verbindung mit entzündungshemmenden Eigenschaften.

- Wird oft in Verbindung mit DMSO verwendet, um die Wirkung auf die Gelenkgesundheit zu verstärken.

## 8. Grüntee-Extrakt:

- Reich an Polyphenolen mit entzündungshemmenden Eigenschaften.

- DMSO kann bei topischer Anwendung dazu beitragen, diese Verbindungen effektiver abzugeben.

## 9. Arnika:

– Ein traditionelles Kraut zur Linderung von Entzündungen und Blutergüssen.

- DMSO könnte möglicherweise die Absorption der Arnika-Wirkstoffe verbessern.

## 10. Weiße Weidenrinde:

- Enthält Salicin, eine aspirinähnliche Verbindung.

- Die Kombination von Extrakt aus weißer Weidenrinde und DMSO kann zu einer verstärkten Schmerzlinderung und entzündungshemmenden Wirkung führen.

## 11. Capsaicin:

- Die Verbindung, die Chilischoten ihre Schärfe verleiht, hat auch entzündungshemmende Eigenschaften.

- DMSO kann die Absorption und Wirksamkeit topischer Capsaicin-Präparate verbessern.

**12. Resveratrol**:

- Ein in Trauben und Beeren vorkommendes Antioxidans mit entzündungshemmenden Eigenschaften.

- DMSO könnte möglicherweise die topische Absorption von Resveratrol verbessern.

Bei der Kombination dieser natürlichen Entzündungshemmer mit DMSO ist es wichtig, Folgendes zu berücksichtigen:

- Qualität und Reinheit: Verwenden Sie hochwertige, reine Formen von DMSO und den natürlichen Verbindungen.

- Konzentration: Beginnen Sie mit niedrigeren Konzentrationen und passen Sie sie nach Bedarf an.

- Hautempfindlichkeit: Führen Sie immer einen Patch-Test durch, bevor Sie eine neue Kombination auf größere Flächen auftragen.

- Professionelle Beratung: Konsultieren Sie einen Arzt, der sich mit DMSO und natürlichen Nahrungsergänzungsmitteln auskennt, bevor Sie Behandlungen kombinieren.

## 5.4. Rezepte für entzündungshemmende DMSO-Mischungen

Die Herstellung eigener entzündungshemmender DMSO-Mischungen kann eine wirksame Möglichkeit sein, bestimmte Entzündungszustände zu bekämpfen. Hier sind mehrere Rezepte für entzündungshemmende DMSO-Mischungen, die jeweils für unterschiedliche Anwendungen konzipiert sind:

**1. Mischung zur Linderung von Gelenkschmerzen:**

**Zutaten:**

- 1/4 Tasse 70 % DMSO-Lösung

- 1 Teelöffel MSM-Pulver

- 10 Tropfen ätherisches Kurkumaöl

- 5 Tropfen ätherisches Pfefferminzöl

**Anweisungen:**

Alle Zutaten in einer dunklen Glasflasche vermischen. 2-3 mal täglich auf die betroffenen Gelenke auftragen.

## 2. Beruhigungsmittel bei Muskelentzündungen:

**Zutaten**:

- 1/4 Tasse 70 % DMSO-Lösung

- 1 Esslöffel Aloe Vera Gel

- 10 Tropfen ätherisches Ingweröl

- 5 Tropfen ätherisches Lavendelöl


**Anweisungen**:

Zutaten gründlich vermischen. Bei Bedarf in die schmerzenden Muskeln einmassieren.


## 3. Beruhigungsmittel bei Hautentzündungen:

**Zutaten**:

- 2 Esslöffel 70 % DMSO-Lösung

- 2 Esslöffel mit Ringelblumen angereichertes Öl

- 5 Tropfen ätherisches Teebaumöl

- 5 Tropfen ätherisches Kamillenöl

**Anweisungen**:

Gut vermischen und zweimal täglich auf die entzündeten Hautstellen auftragen.

**4. Arthritis-Handmassage:**

**Zutaten**:

- 1/4 Tasse 70 % DMSO-Lösung

- 1 Teelöffel Glucosaminpulver

- 10 Tropfen ätherisches Eukalyptusöl

- 1 Esslöffel mit Arnika angereichertes Öl

**Anweisungen**:

Zutaten vermischen und sanft in die arthritischen Hände einmassieren.

**5. Entzündungshemmendes Fußbad:**

**Zutaten**:

- 1/2 Tasse Bittersalz

- 1/4 Tasse 70 % DMSO-Lösung

- 10 Tropfen ätherisches Wintergrünöl

- 1 Esslöffel getrocknete Beinwellblätter


**Anweisungen**:

Mischen Sie die Zutaten in einem Fußbad mit warmem Wasser. Füße 15–20 Minuten einweichen.


## 6. Linderung von Nebenhöhlenentzündungen:

**Zutaten**:

- 2 Esslöffel 70 % DMSO-Lösung

- 5 Tropfen ätherisches Eukalyptusöl

- 5 Tropfen ätherisches Pfefferminzöl

- 1 Teelöffel Jojobaöl


**Anweisungen**:

Mischen Sie und tragen Sie eine kleine Menge um die Nebenhöhlen herum auf. Vermeiden Sie dabei Augen und Nasenlöcher.


## 7. Mischung für Schmerzen im unteren Rückenbereich:

**Zutaten**:

- 1/4 Tasse 70 % DMSO-Lösung

- 1 Esslöffel Teufelskrallenextrakt

- 10 Tropfen ätherisches Öl aus schwarzem Pfeffer

- 5 Tropfen ätherisches Weihrauchöl


**Anweisungen**:

Zutaten vermischen, auf den unteren Rückenbereich auftragen und sanft einmassieren.


## 8. Beruhigende Mischung bei Psoriasis:

**Zutaten**:

- 3 Esslöffel 70 % DMSO-Lösung

- 1 Esslöffel Neemöl

- 5 Tropfen ätherisches Geranienöl

- 5 Tropfen ätherisches Helichrysumöl

**Anweisungen**:

Gut vermischen und zweimal täglich auf die betroffenen Hautstellen auftragen.

## 9. Schnelle Linderung von Sportverletzungen:

**Zutaten**:

- 1/4 Tasse 70 % DMSO-Lösung

- 1 Teelöffel Mentholkristalle (gelöst in DMSO)

- 10 Tropfen ätherisches Rosmarinöl

- 5 Tropfen ätherisches Wacholderbeerenöl

**Anweisungen**:

Zutaten vermischen und auftragen zu den Verletzten Bereich unmittelbar nach sportlichen Aktivitäten.

## 10. Fibromyalgie-Unterstützungsmischung:

**Zutaten**:

- 1/4 Tasse 70 % DMSO-Lösung

- 1 Esslöffel Magnesiumöl

- 10 Tropfen ätherisches Lavendelöl

- 5 Tropfen ätherisches Majoranöl

**Anweisungen**:

Gründlich mischen und nach Bedarf auf die schmerzenden Stellen auftragen.

**Wichtige Überlegungen zur Verwendung dieser Mischungen**:

- Führen Sie immer einen Patch-Test durch, bevor Sie eine neue Mischung verwenden, um zu prüfen, ob es empfindlich oder allergisch reagiert.

- Verwenden Sie nur hochwertige, reine ätherische Öle und Zutaten.

- Bewahren Sie Mischungen in dunklen Glasflaschen an einem kühlen, dunklen Ort auf, um ihre Wirksamkeit zu bewahren.

- Waschen Sie sich nach dem Auftragen der DMSO-Mischungen gründlich die Hände, um eine Übertragung auf empfindliche Bereiche zu vermeiden.

- Wenn Sie schwanger sind, stillen oder unter einer Krankheit leiden, konsultieren Sie vor der Verwendung dieser Mischungen einen Arzt.

- Beenden Sie die Anwendung, wenn Reizungen oder Nebenwirkungen auftreten.


**Notiz:** Diese entzündungshemmenden DMSO-Mischungen bieten einen natürlichen Ansatz zur Behandlung verschiedener Entzündungszustände. Durch die Kombination von DMSO mit anderen natürlichen entzündungshemmenden Wirkstoffen können Sie die Gesamtwirksamkeit der Behandlung steigern. Es ist jedoch wichtig zu bedenken, dass diese Mischungen zwar hilfreich sein können, sie jedoch keine professionelle ärztliche Beratung oder verordnete Behandlungen ersetzen sollten.

# KAPITEL 6

# ÜBER SCHMERZEN UND ENTZÜNDUNGEN hinaus: ANDERE THERAPEUTISCHE ANWENDUNGEN VON DMSO

Während Dimethylsulfoxid (DMSO) vor allem für seine schmerzlindernden und entzündungshemmenden Eigenschaften bekannt ist, gehen seine potenziellen therapeutischen Anwendungen weit über diese traditionellen Anwendungen hinaus. Dieses Kapitel untersucht das vielfältige Spektrum an Erkrankungen und Szenarien, bei denen DMSO vielversprechend ist, von dermatologischen Problemen bis hin zum neurologischen Schutz und der Verbesserung der sportlichen Leistung.

## 6.1. Das Potenzial von DMSO bei der Behandlung verschiedener Hauterkrankungen

Die einzigartigen Eigenschaften von DMSO machen es zu einem interessanten Kandidaten für die Behandlung einer Vielzahl von Hauterkrankungen. Seine Fähigkeit, die

Hautbarriere zu durchdringen und andere Substanzen mit sich zu transportieren, hat Forscher und Kliniker dazu veranlasst, seinen Einsatz in der Dermatologie zu erforschen.

## a) Sklerodermie

Sklerodermie ist eine chronische Bindegewebserkrankung, die durch eine Verhärtung und Straffung der Haut gekennzeichnet ist. Einige Studien haben gezeigt, dass die topische Anwendung von DMSO dazu beitragen kann, die Hautelastizität zu verbessern und die mit dieser Erkrankung verbundenen Schmerzen zu lindern. Es wird angenommen, dass der Mechanismus auf der Fähigkeit von DMSO beruht, tief in die Hautschichten einzudringen, wodurch möglicherweise überschüssige Kollagenablagerungen abgebaut und die Durchblutung verbessert werden.

## b) Psoriasis

Psoriasis, eine Autoimmunerkrankung, die zu einer schnellen Erneuerung der Hautzellen und Entzündungen führt, war ebenfalls ein Ziel der DMSO-Therapie. DMSO ist zwar kein Heilmittel, kann aber zur Linderung der Symptome beitragen, indem es Entzündungen und Schuppenbildung reduziert. Seine Penetrationseigenschaften könnten es auch zu einem wirksamen Träger für andere Psoriasis-Medikamente machen und möglicherweise deren Wirksamkeit verbessern.


## c) Akne

Die entzündungshemmenden und antimikrobiellen Eigenschaften von DMSO machen es zu einem potenziellen Kandidaten für die Aknebehandlung. Einige Praktiker haben von Erfolgen bei der Verwendung von DMSO-Lösungen zur Reduzierung von Akneläsionen und zur Vorbeugung neuer Ausbrüche berichtet. Allerdings sind weitere kontrollierte Studien erforderlich, um das Wirksamkeits- und Sicherheitsprofil für diese Indikation zu ermitteln.


## d) Wundheilung

Die Fähigkeit von DMSO, die Durchblutung zu fördern und Entzündungen zu reduzieren, kann zu einer schnelleren Wundheilung beitragen. Einige Studien haben gezeigt, dass DMSO bei topischer Anwendung den Heilungsprozess kleinerer Schnitte, Verbrennungen und chirurgischer Schnitte beschleunigen kann. Es kann auch dazu beitragen, die Narbenbildung zu reduzieren, indem es die Kollagenproduktion während des Heilungsprozesses moduliert.

## e) Keloide und hypertrophe Narben

Vorläufige Untersuchungen deuten darauf hin, dass DMSO bei der Behandlung von Keloiden und hypertrophen Narben von Nutzen sein könnte. Seine kollagenmodulierende Wirkung könnte dazu beitragen, das Erscheinungsbild dieser übermäßigen Narbenbildung zu mildern und zu reduzieren. Einige Ärzte kombinieren DMSO mit anderen narbenreduzierenden Wirkstoffen, um die Wirkung zu verstärken.

Obwohl diese Anwendungen vielversprechend sind, ist es wichtig zu beachten, dass umfangreichere klinische Studien erforderlich sind, um das Wirksamkeits- und Sicherheitsprofil von DMSO für verschiedene Hauterkrankungen vollständig zu ermitteln. Darüber hinaus können die Konzentration und Formulierung des verwendeten DMSO seine Wirkung und möglichen Nebenwirkungen erheblich beeinflussen.

## 6.2. Mögliche neuroprotektive Eigenschaften von DMSO bei Hirnverletzungen

Einer der spannendsten Bereiche der DMSO-Forschung sind seine potenziellen neuroprotektiven Wirkungen, insbesondere im Zusammenhang mit Hirnverletzungen. Das Gehirn ist besonders anfällig für Schäden durch Traumata, Ischämie (mangelnde Durchblutung) und oxidativen Stress. Die einzigartigen Eigenschaften von DMSO machen es zu einem vielversprechenden Kandidaten für die Linderung dieser Art von Verletzungen.

### a) Schädel-Hirn-Trauma (TBI)

Mehrere Studien haben das Potenzial von DMSO bei der Behandlung traumatischer Hirnverletzungen untersucht. Seine Fähigkeit, die Blut-Hirn-Schranke zu überwinden, ermöglicht es ihm, betroffene Bereiche schnell zu erreichen. DMSO hat nachweislich Folgendes bewirkt:

- Reduzieren Sie den Hirndruck: Durch die Verringerung der Hirnschwellung kann DMSO dazu beitragen, eine der gefährlichsten Folgen von Schädel-Hirn-Trauma zu lindern.

- Fängt freie Radikale ab: Die antioxidativen Eigenschaften von DMSO können dazu beitragen, Gehirnzellen vor oxidativen Schäden nach einer Verletzung zu schützen.

- Verringerung der Entzündung: Durch die Modulation der Entzündungsreaktion kann DMSO die Sekundärschädigung des Gehirngewebes begrenzen.

Einige Tierstudien haben verbesserte Ergebnisse und eine geringere Gewebeschädigung gezeigt, wenn DMSO kurz nach einer traumatischen Hirnverletzung verabreicht wurde. Allerdings sind die klinischen Studien am Menschen noch begrenzt, und es sind weitere Untersuchungen erforderlich, um die optimale Dosierung und den optimalen Zeitpunkt der DMSO-Verabreichung bei SHT zu ermitteln.

**b) Schlaganfall**

DMSO hat sich auch bei der Behandlung von ischämischen Schlaganfällen als vielversprechend erwiesen. Zu den potenziellen Vorteilen gehören:

- Verbesserte Durchblutung: DMSO kann dabei helfen, die Blutgefäße zu erweitern und so möglicherweise die Durchblutung der betroffenen Bereiche des Gehirns zu verbessern.

- Neuroprotektion: Durch das Abfangen freier Radikale und die Reduzierung von Entzündungen kann DMSO dazu beitragen, Neuronen während und nach einem Schlaganfall vor dem Tod zu schützen.

- Reduzierte Reperfusionsschädigung: Wenn die Durchblutung von sauerstoffarmem Gewebe wiederhergestellt wird, kann dies paradoxerweise zu zusätzlichem Schaden führen. DMSO könnte helfen, diese Reperfusionsschädigung zu lindern.

Während einige kleine Humanstudien ermutigende Ergebnisse gezeigt haben, sind größere klinische Studien erforderlich, um die Wirksamkeit und Sicherheit von DMSO bei der Schlaganfallbehandlung zu bestätigen.

## c) Neurodegenerative Erkrankungen

Forscher erforschen auch das Potenzial von DMSO bei neurodegenerativen Erkrankungen wie Alzheimer und Parkinson. Die entzündungshemmenden und antioxidativen Eigenschaften der Verbindung könnten möglicherweise das Fortschreiten dieser Krankheiten verlangsamen, indem sie Neuronen vor Schäden schützen. Dieser Forschungsbereich befindet sich jedoch noch in einem frühen Stadium und es bedarf noch weiterer Untersuchungen, um festzustellen, ob DMSO bei der Behandlung dieser komplexen Erkrankungen eine Rolle spielen könnte.

## d) Rückenmarksverletzung

Die neuroprotektiven Eigenschaften von DMSO wurden auch im Zusammenhang mit Rückenmarksverletzungen untersucht. Tierstudien haben gezeigt, dass die Verabreichung von DMSO nach einem Rückenmarkstrauma dazu beitragen kann, Entzündungen, oxidativen Stress und Gewebeschäden zu reduzieren. Einige Forscher glauben, dass DMSO Teil eines vielschichtigen Ansatzes zur Verbesserung der Ergebnisse bei Patienten mit Rückenmarksverletzungen sein könnte, aber klinische Studien am Menschen sind noch begrenzt.

Auch wenn die potenziellen neuroprotektiven Eigenschaften von DMSO spannend sind, muss unbedingt betont werden, dass sich der Großteil dieser Forschung noch im präklinischen oder frühen klinischen Stadium befindet. Die optimale Dosierung, der optimale Zeitpunkt und die optimale Verabreichungsart von DMSO bei neurologischen Erkrankungen müssen noch ermittelt werden, und mögliche Langzeiteffekte müssen sorgfältig untersucht werden.

## 6.3. Verwendung von DMSO durch Sportler zur Erholung und Leistung

Der Einsatz von DMSO in der Sportmedizin und Leichtathletik ist sowohl Gegenstand von Interesse als auch von Kontroversen. Sportler und Trainer haben das Potenzial von DMSO zur Verbesserung von Erholung und Leistung erforscht, obwohl es wichtig ist zu beachten, dass seine Verwendung in vielen Leistungssportarten verboten ist.

**a) Schmerzlinderung und Entzündungshemmung**

Einer der Hauptgründe, warum Sportler DMSO verwenden, sind seine schmerzlindernden und entzündungshemmenden Eigenschaften. Es wird häufig topisch zur Behandlung von Folgendem angewendet:


- Muskelkater und Zerrungen

- Gelenkschmerzen und Entzündungen

- Tendinitis und Schleimbeutelentzündung


Die schnelle Aufnahme von DMSO durch die Haut ermöglicht eine schnelle Linderung, was besonders für Sportler attraktiv sein kann, die ihre Schmerzen ohne systemische Medikamente lindern möchten.


**b) Beschleunigte Wiederherstellung**

Einige Sportler und Trainer glauben, dass DMSO dazu beitragen kann, die Erholungszeiten nach intensivem Training oder Wettkampf zu beschleunigen. Es wird angenommen, dass dies auf seine Fähigkeit zurückzuführen ist:

- Erhöhen Sie die Durchblutung der behandelten Bereiche und verbessern Sie so möglicherweise die Nährstoffversorgung und Abfallbeseitigung

- Reduzieren Sie Entzündungen und Schwellungen, was eine schnellere Rückkehr zum Training ermöglichen könnte

- Modulieren Sie die Immunantwort und tragen Sie möglicherweise dazu bei, übermäßige Gewebeschäden während der Genesung zu verhindern

## c) Verbesserte Leistung

Auch wenn dies nicht wissenschaftlich bewiesen ist, verwenden einige Sportler DMSO in der Überzeugung, dass es die Leistung steigern kann, indem es:

- Verbesserung der Flexibilität und Bewegungsfreiheit durch Reduzierung der Muskel- und Gelenksteifheit

- Potenziell erhöhte Sauerstoffzufuhr zu den Muskeln, obwohl dieser Effekt nicht gut belegt ist

- Verringerung der Müdigkeit durch Linderung von Muskelschäden und Entzündungen bei intensiver körperlicher Betätigung


**d) Transdermale Verabreichung anderer Substanzen**

Die Fähigkeit von DMSO, in die Haut einzudringen und andere Substanzen mit sich zu transportieren, hat einige Sportler dazu veranlasst, es als Vehikel für andere leistungssteigernde oder regenerationsfördernde Verbindungen zu verwenden. Diese Praxis ist besonders umstritten und potenziell gefährlich, da sie zu unbeabsichtigten systemischen Wirkungen dieser Substanzen führen kann.


**e) Bedenken und Kontroversen**

Trotz seiner Beliebtheit bei einigen Sportlern ist der Einsatz von DMSO im Sport nicht unumstritten:


- Verbotene Substanz: DMSO ist von vielen Sportorganisationen, einschließlich der

Welt-Anti-Doping-Agentur (WADA), bei der Verwendung im Wettkampf verboten.

- Maskierungsmittel: Es bestehen Bedenken, dass DMSO dazu verwendet werden könnte, das Vorhandensein anderer verbotener Substanzen in Drogentests zu maskieren.

- Sicherheitsbedenken: Die langfristigen Auswirkungen des regelmäßigen DMSO-Einsatzes, insbesondere im Hochleistungssport, sind nicht genau bekannt.

- Ethische Überlegungen: Der Einsatz von DMSO zur Leistungssteigerung wirft Fragen zum Fairplay und zum Wettbewerbsgeist auf.

Für Sportler ist es von entscheidender Bedeutung, sich der Vorschriften in ihrer Sportart bezüglich der Verwendung von DMSO bewusst zu sein und die potenziellen Risiken und ethischen Auswirkungen zu berücksichtigen. Während DMSO einige Vorteile für die Genesung und Schmerzbehandlung bieten kann, bleibt seine Verwendung im Leistungssport umstritten und oft verboten.

## 6.4. Spekulationen über weitere mögliche Anwendungen auf Basis aktueller Forschungsergebnisse

Die einzigartigen Eigenschaften von DMSO faszinieren Forscher weiterhin und führen zu laufenden Untersuchungen seiner möglichen Anwendungen in verschiedenen Bereichen der Medizin. Während viele dieser Bereiche weiterer Forschung bedürfen, unterstreichen sie die Vielseitigkeit und das Potenzial dieser Verbindung.

**a) Krebsforschung**

Einige Studien haben die mögliche Rolle von DMSO bei der Krebsbehandlung untersucht:

- Als Träger für Chemotherapeutika: Die Fähigkeit von DMSO, Zellmembranen zu durchdringen, könnte möglicherweise die Abgabe von Antikrebsmitteln an Tumorzellen verbessern.

- Differenzierungsinduktor: Einige Untersuchungen deuten darauf hin, dass DMSO die Differenzierung bestimmter Krebszellen fördern und sie möglicherweise weniger aggressiv machen könnte.

- Antiangiogene Eigenschaften: Es gibt nur begrenzte Hinweise darauf, dass DMSO die Bildung neuer Blutgefäße, die Tumore versorgen, hemmen könnte.

Es ist jedoch wichtig zu beachten, dass diese Anwendungen noch sehr experimentell sind und DMSO derzeit nicht als Krebsbehandlung zugelassen ist.

## b) Kryokonservierung

DMSO wird häufig als Kryoschutzmittel bei der Konservierung biologischer Proben und Gewebe eingesetzt:

- Konservierung von Stammzellen: DMSO trägt dazu bei, Stammzellen vor Schäden beim Einfrieren und Auftauen zu schützen.

- Organkonservierung: Derzeit wird an DMSO-basierten Lösungen zur Langzeitkonservierung von Organen für Transplantationen geforscht.

- Vitrifizierung von Embryonen und Eizellen: DMSO spielt eine entscheidende Rolle in der assistierten Reproduktionstechnologie, indem es Eier und Embryonen während der Kryokonservierung schützt.

## c) Interstitielle Zystitis

Einige Studien haben den Einsatz von DMSO bei der Behandlung von interstitieller Zystitis untersucht, einer chronischen Erkrankung, die Blasenschmerzen und Druck verursacht. Intravesikales DMSO (direkt in die Blase verabreicht) hat sich bei einigen Patienten als vielversprechend für die Linderung der Symptome erwiesen, möglicherweise aufgrund seiner entzündungshemmenden und schmerzstillenden Eigenschaften.

**d) Amyloidose**

Vorläufige Untersuchungen deuten darauf hin, dass DMSO möglicherweise zur Behandlung von Amyloidose geeignet ist, einer Gruppe von Krankheiten, die durch abnormale Proteinablagerungen im Gewebe gekennzeichnet sind. Die Fähigkeit von DMSO, in Gewebe einzudringen, und sein Potenzial, die Proteinaggregation zu stören, machen es zu einem interessanten Kandidaten für weitere Untersuchungen auf diesem Gebiet.

**e) Sichelzellenanämie**

Einige Forscher haben das Potenzial von DMSO bei der Behandlung von Sichelzellenanämie untersucht. Seine Fähigkeit, die Durchblutung zu steigern und möglicherweise die Sichelbildung roter Blutkörperchen zu reduzieren, hat zu einem Interesse an seiner Verwendung als unterstützende Therapie geführt. Es sind jedoch weitere Untersuchungen erforderlich, um die Wirksamkeit und Sicherheit in diesem Zusammenhang festzustellen.

**f) Veterinärmedizinische Anwendungen**

DMSO wird in der Veterinärmedizin häufiger eingesetzt als in der Humanmedizin. Zu den potenziellen Anwendungen, die untersucht werden, gehören:

- Behandlung von Muskel-Skelett-Verletzungen bei Pferden und anderen Großtieren

- Behandlung von Bandscheibenerkrankungen bei Hunden

- Topische Behandlung verschiedener Hauterkrankungen bei Haustieren

**g) Arzneimittelabgabesysteme**

Die Pharmaindustrie erforscht das Potenzial von DMSO als Komponente in fortschrittlichen Medikamentenverabreichungssystemen:

- Transdermale Pflaster: DMSO könnte die Aufnahme von Arzneimitteln durch die Haut verbessern.

- Nanopartikelformulierungen: DMSO könnte dazu beitragen, die Stabilität und Wirksamkeit nanopartikelbasierter Arzneimittelverabreichungssysteme zu verbessern.

## h) Antimikrobielle Anwendungen

Einige Studien haben die potenziellen antimikrobiellen Eigenschaften von DMSO untersucht, entweder allein oder als Träger für andere antimikrobielle Wirkstoffe. Dies könnte bei der Behandlung resistenter Infektionen oder bei der Entwicklung neuer antimikrobieller Beschichtungen für medizinische Geräte Anwendung finden.

Obwohl diese potenziellen Anwendungen faszinierend sind, muss betont werden, dass sich viele von ihnen noch in einem frühen Forschungsstadium befinden. Umfangreiche klinische Studien und behördliche Genehmigungen wären erforderlich, bevor DMSO in diesen Zusammenhängen umfassend eingesetzt werden könnte. Darüber hinaus müssen die langfristigen Auswirkungen und potenziellen Risiken der Verwendung von DMSO in diesen Anwendungen sorgfältig untersucht werden.

# KAPITEL 7

## SICHERHEIT, NEBENWIRKUNGEN UND VORSICHTSMASSNAHMEN

Wie jede therapeutische Substanz birgt die Verwendung von Dimethylsulfoxid (DMSO) potenzielle Risiken und Nebenwirkungen, die sorgfältig abgewogen werden müssen. Obwohl sich DMSO in verschiedenen Anwendungen als vielversprechend erwiesen hat, ist es wichtig, sein Sicherheitsprofil, mögliche Wechselwirkungen und die richtigen Anwendungsrichtlinien zu verstehen.

## 7.1. Häufige Nebenwirkungen der DMSO-Verwendung

Während DMSO bei sachgemäßer Anwendung im Allgemeinen ein gutes Sicherheitsprofil zugeschrieben wird, kann es verschiedene Nebenwirkungen verursachen. Die Wahrscheinlichkeit und Schwere dieser Nebenwirkungen hängen oft von der Konzentration des verwendeten DMSO, der Art der Anwendung und der individuellen Empfindlichkeit ab. Hier sind einige der häufigsten Nebenwirkungen im Zusammenhang mit der Verwendung von DMSO:

## a) Hautreizungen und Reaktionen

- Rötung und Juckreiz: Bei vielen Anwendern treten leichte Hautreizungen an der Applikationsstelle auf, insbesondere bei Verwendung höherer DMSO-Konzentrationen.

- Brennendes oder stechendes Gefühl: Dies ist oft vorübergehend, kann aber für manche Benutzer unangenehm sein.

- Kontaktdermatitis: In seltenen Fällen kann es bei einigen Personen zu einer allergischen Reaktion auf DMSO kommen, die zu einer schwereren Hautentzündung führt.

- Trockenheit und Schuppenbildung: Die längere Anwendung von DMSO kann in manchen Fällen zu Trockenheit und Schuppenbildung der Haut führen.

## b) Knoblauchartiger Geschmack und Atemgeruch

- Eine der auffälligsten Nebenwirkungen der DMSO-Anwendung ist ein Knoblauchgeschmack im Mund und Atemgeruch. Dies liegt daran, dass DMSO im Körper zu Dimethylsulfid verstoffwechselt wird, das über die Lunge und die Haut ausgeschieden wird.

- Dieser Effekt kann mehrere Stunden bis Tage anhalten nach DMSO Anwendung und kann für einige Benutzer sozial unbequem sein.

### c) Magen-Darm-Störungen

- Übelkeit: Einige Anwender berichten von Übelkeit nach der Anwendung von DMSO, insbesondere wenn es in hohen Konzentrationen oder auf großen Körperflächen angewendet wird.

- Durchfall: In einigen Fällen kann die Verwendung von DMSO zu weichem Stuhl oder Durchfall führen.

- Magenbeschwerden: Gelegentlich wird über allgemeine Magen-Darm-Beschwerden berichtet.

### d) Kopfschmerzen

- Bei einigen Anwendern kommt es nach der Anwendung von DMSO zu Kopfschmerzen, insbesondere bei der Anwendung in hohen Konzentrationen oder bei Kontakt der Substanz mit den Schleimhäuten.

## e) Augenreizung

- Wenn DMSO-Dampf mit den Augen in Kontakt kommt, kann es zu Reizungen, Brennen und möglichen Veränderungen der Linsentrübung kommen (obwohl diese Veränderungen bei Absetzen der Anwendung normalerweise reversibel sind).


## f) Schläfrigkeit und Schwindel

- Einige Benutzer berichten von Schläfrigkeit oder Schwindelgefühlen nach der Anwendung von DMSO, insbesondere wenn es in höheren Konzentrationen oder auf großen Körperflächen angewendet wird.


## g) Herz-Kreislauf-Effekte

- In seltenen Fällen und typischerweise bei hohen Dosen wurde DMSO mit Veränderungen der Herzfrequenz und des Blutdrucks in Verbindung gebracht.


## h) Allergische Reaktionen

- Obwohl selten, können bei manchen Personen allergische Reaktionen auf DMSO auftreten, die von leichten Hautreaktionen bis hin zu schwerwiegenderen systemischen Reaktionen reichen können.


## i) Hämolyse

- In sehr hohen Konzentrationen kann DMSO eine Hämolyse (Ruptur der roten Blutkörperchen) verursachen. Bei der topischen Anwendung stellt dies im Allgemeinen kein Problem dar, kann jedoch bei der intravenösen Verabreichung ein Problem darstellen.


## j) Auswirkungen auf Leber und Nieren

- Auch wenn hohe DMSO-Dosen bei der topischen Anwendung nicht üblich sind, wurden sie in einigen Studien mit Veränderungen der Leberenzymwerte und potenziellem Nierenstress in Verbindung gebracht.


Es ist wichtig zu beachten, dass viele dieser Nebenwirkungen dosisabhängig sind und eher bei höheren DMSO-Konzentrationen oder bei intensivem Gebrauch auftreten. Die meisten topischen Anwendungen mit geeigneten Konzentrationen führen bei den meisten Anwendern zu minimalen Nebenwirkungen.

## 7.2. Mögliche Arzneimittelwechselwirkungen und Kontraindikationen

Die Fähigkeit von DMSO, die Aufnahme anderer Substanzen durch die Haut zu verbessern, kann zu potenziellen Arzneimittelwechselwirkungen führen. Darüber hinaus können bestimmte Erkrankungen die Verwendung von DMSO kontraindizieren. Hier sind einige wichtige Überlegungen:

### a) Arzneimittelwechselwirkungen

- Verbesserte Absorption anderer Medikamente: DMSO kann die Absorption anderer topisch angewendeter Medikamente erhöhen. Dies kann möglicherweise dazu führen, dass höhere als vorgesehene Dosen dieser Arzneimittel in den Blutkreislauf gelangen.

- Blutverdünner: DMSO kann die Wirkung von gerinnungshemmenden Medikamenten wie Warfarin verstärken und möglicherweise das Blutungsrisiko erhöhen.

- Steroide: Die Absorption topischer Steroide kann bei gleichzeitiger Anwendung mit DMSO erhöht sein.

- Diabetes-Medikamente: Einige Studien deuten darauf hin, dass DMSO den Blutzuckerspiegel beeinflussen und möglicherweise mit Diabetes-Medikamenten interagieren könnte.

- Beruhigungsmittel und Alkohol: DMSO kann die Wirkung von Depressiva des Zentralnervensystems verstärken.


**b) Kontraindikationen**

- Schwangerschaft und Stillzeit: Aufgrund begrenzter Forschungsergebnisse zu den Auswirkungen während der Schwangerschaft und Stillzeit wird die Verwendung von DMSO schwangeren oder stillenden Frauen im Allgemeinen nicht empfohlen.

- Lebererkrankungen: Personen mit Leberproblemen sollten DMSO mit Vorsicht verwenden, da es hauptsächlich in der Leber verstoffwechselt wird.

- Nierenerkrankungen: Personen mit Nierenproblemen sollten vor der Anwendung von DMSO einen Arzt konsultieren, da es in hohen Dosen möglicherweise die Nieren belasten kann.

- Bluterkrankungen: Personen mit Bluterkrankungen, insbesondere solchen, die rote Blutkörperchen betreffen, sollten DMSO mit Vorsicht verwenden, da es in hohen Konzentrationen zu Hämolyse führen kann.

- Asthma oder andere Atemwegserkrankungen: DMSO kann bei manchen Personen möglicherweise Atemwegsprobleme verschlimmern.

- Hauterkrankungen: Menschen mit Ekzemen oder anderen Hauterkrankungen, die die Hautbarriere beeinträchtigen, sollten DMSO mit Vorsicht verwenden, da es zu verstärkter Reizung oder Absorption führen kann.

- Schwefelallergie: Personen mit bekannten Schwefelallergien sollten die Verwendung von DMSO vermeiden.

## c) Vorsichtsmaßnahmen für bestimmte medizinische Bedingungen

- Diabetes: DMSO kann den Blutzuckerspiegel beeinflussen, daher sollten Diabetiker ihren Blutzuckerspiegel bei der Verwendung von DMSO genau überwachen.

- Herz-Kreislauf-Erkrankungen: Aufgrund der möglichen Auswirkungen auf Herzfrequenz und Blutdruck sollten Personen mit Herzerkrankungen vor der Anwendung von DMSO ihren Arzt konsultieren.

- Neurologische Erkrankungen: Personen mit Anfallsleiden oder anderen neurologischen Erkrankungen sollten DMSO mit Vorsicht verwenden, da es möglicherweise das zentrale Nervensystem beeinträchtigen kann.

# 7.3. Richtlinien für die sichere Verwendung von DMSO

Um Risiken zu minimieren und den Nutzen zu maximieren, ist es wichtig, bei der Verwendung von DMSO die richtigen Richtlinien zu befolgen. Hier sind einige wichtige Empfehlungen für eine sichere Verwendung:

## a) Konsultieren Sie einen Arzt

- Bevor Sie mit der Verwendung von DMSO beginnen, insbesondere für medizinische Zwecke, konsultieren Sie einen Arzt, der sich mit DMSO und seinen Anwendungen auskennt.

- Besprechen Sie Ihre Krankengeschichte, aktuelle Medikamente und Behandlungsziele, um sicherzustellen, dass DMSO für Ihre Situation geeignet ist.

## b) Verwenden Sie geeignete Konzentrationen

- Für die topische Anwendung werden typischerweise Konzentrationen zwischen 70 und 90 % empfohlen. Höhere Konzentrationen erhöhen das Risiko von Nebenwirkungen.

- Beginnen Sie mit niedrigeren Konzentrationen und erhöhen Sie diese bei Bedarf und Verträglichkeit schrittweise.

## c) Richtige Anwendungstechniken

- Reinigen Sie den Anwendungsbereich vor der Anwendung gründlich, um zu verhindern, dass Schadstoffe in die Haut gelangen.

- Tragen Sie DMSO zunächst auf eine kleine Fläche auf, um mögliche Nebenwirkungen festzustellen.

- Verwenden Sie zum Auftragen von DMSO saubere, nicht poröse Applikatoren (Glas oder Kunststoff). Vermeiden Sie die Verwendung von Gummi oder bestimmten Kunststoffen, die DMSO auflösen kann.

- Lassen Sie DMSO vollständig trocknen, bevor Sie den Bereich abdecken oder andere Substanzen auftragen.

## d) Häufigkeit und Dauer der Nutzung

- Befolgen Sie die empfohlenen Richtlinien für die Häufigkeit der Anwendung, typischerweise 2-3 Mal täglich für die meisten topischen Anwendungen.

- Vermeiden Sie eine kontinuierliche Langzeitanwendung ohne Pausen, es sei denn unter ärztlicher Aufsicht.

- Achten Sie auf Nebenwirkungen und stellen Sie die Anwendung ein, wenn Nebenwirkungen auftreten.


**e) Vermeiden Sie sensible Bereiche**

- Tragen Sie DMSO nicht in der Nähe der Augen, im Mund oder auf Schleimhäuten auf.

- Seien Sie vorsichtig, wenn Sie das Produkt in der Nähe verletzter oder gereizter Haut auftragen.


**f) Schützen Sie Ihre Haut**

- Vermeiden Sie nach dem Auftragen von DMSO Sonneneinstrahlung auf den behandelten Bereich, da DMSO die Lichtempfindlichkeit erhöhen kann.

- Erwägen Sie die Verwendung einer Schutzcreme um den Anwendungsbereich herum, um die umliegende Haut zu schützen.

## g) Ordnungsgemäße Lagerung und Handhabung

- Lagern Sie DMSO an einem kühlen, trockenen Ort ohne direkte Sonneneinstrahlung.

- Bewahren Sie DMSO im Originalbehälter oder in Glasflaschen auf. Vermeiden Sie die Lagerung in bestimmten Kunststoff- oder Gummibehältern.

- Verschließen Sie den Behälter nach Gebrauch immer fest, um eine Kontamination und Verdunstung zu verhindern.


## h) Achten Sie auf den Geruch

- Denken Sie daran, dass die Verwendung von DMSO zu einem Knoblauchgeruch führen kann. Planen Sie Bewerbungen entsprechend, insbesondere wenn Sie gesellschaftliche oder berufliche Verpflichtungen haben.


## i) Vermeiden Sie die Vermischung mit unbekannten Substanzen

- Mischen Sie DMSO nicht mit anderen Substanzen, es sei denn, dies wird ausdrücklich von einem medizinischen Fachpersonal angeordnet.

- Seien Sie vorsichtig bei der Verwendung von DMSO als Trägerstoff für andere Medikamente ohne entsprechende Anleitung.

**j) Außerhalb der Reichweite von Kindern und Haustieren aufbewahren**

- Bewahren Sie DMSO sicher und außerhalb der Reichweite von Kindern und Haustieren auf.

- Verwenden Sie niemals DMSO in Veterinär- oder Industriequalität für den menschlichen Gebrauch.

## 7.4. Auswahl von hochwertigem DMSO und geeigneten Lagerungsmethoden

Die Qualität und Reinheit des verwendeten DMSO kann seine Sicherheit und Wirksamkeit erheblich beeinflussen. Hier sind Richtlinien für die Auswahl und Lagerung von hochwertigem DMSO:

**a) Auswahl von hochwertigem DMSO**

- Pharmazeutische Qualität: Wählen Sie für medizinische oder therapeutische Zwecke immer DMSO in pharmazeutischer Qualität (99,9 % rein oder höher).

- FDA-Zulassung: Suchen Sie in den USA nach DMSO-Produkten, die von der FDA für medizinische Zwecke zugelassen sind.

- Seriöse Lieferanten: Kaufen Sie DMSO von bekannten, seriösen Lieferanten oder Apotheken.

- Vermeiden Sie DMSO in Industriequalität: Verwenden Sie niemals DMSO in Industriequalität für medizinische oder kosmetische Zwecke, da es schädliche Verunreinigungen enthalten kann.

- Auf Zertifizierungen prüfen: Suchen Sie nach Produkten, die auf Reinheit und Qualität getestet und zertifiziert wurden.

- Klare Kennzeichnung: Wählen Sie Produkte mit klarer Kennzeichnung, die Konzentration, Reinheit und Verwendungszweck enthält.


## b) DMSO-Grade verstehen

- Pharmazeutische Qualität: 99,9 % rein, für medizinische Zwecke geeignet.

- ACS-Qualität: 99,9 % rein, entspricht den Standards der American Chemical Society, geeignet für den Laborgebrauch.

- Elektronikqualität: Ultrahohe Reinheit für den Einsatz in der Elektronikfertigung.

- Industriequalität: Geringere Reinheit, nicht für medizinische oder kosmetische Zwecke geeignet.

## c) Richtige Lagerungsmethoden

- Temperaturkontrolle: Lagern Sie DMSO bei Raumtemperatur (ca. 20 °C). Vermeiden Sie extreme Temperaturen.

- Lichtschutz: Bewahren Sie DMSO an einem dunklen Ort oder in bernsteinfarbenen Flaschen auf, um es vor Lichteinwirkung zu schützen.

- Luftdichte Behälter: Verwenden Sie luftdichte Behälter, um Feuchtigkeitsaufnahme und Kontamination zu verhindern.

- Materialkompatibilität: In Behältern aus Glas, hochdichtem Polyethylen (HDPE) oder Polypropylen aufbewahren. Vermeiden Sie Gummi, Kunststoffe geringer Dichte und Metallbehälter.

- Einfrieren vermeiden: Während DMSO bei etwa 18,5 °C gefriert, kann wiederholtes Einfrieren und Auftauen seine Qualität beeinträchtigen.

- Hygiene: Verwenden Sie beim Umgang mit DMSO immer saubere, trockene Utensilien, um eine Kontamination zu verhindern.

- Haltbarkeit: Überprüfen Sie das Verfallsdatum und befolgen Sie die Empfehlungen des Herstellers zur Haltbarkeit.

## d) Anzeichen von DMSO-Abbau

- Farbveränderungen: Reines DMSO ist farblos. Jegliche Vergilbung oder Verfärbung kann auf eine Verschlechterung oder Kontamination hinweisen.

- Geruch: Während DMSO einen schwachen Geruch hat, könnte jeder starke oder unangenehme Geruch auf eine Kontamination hinweisen.

- Kristallisation: Wenn DMSO anfängt, Kristalle zu bilden, wurde es möglicherweise Temperaturen unter seinem Gefrierpunkt ausgesetzt.


## e) Vorsichtsmaßnahmen bei der Handhabung

- Verwenden Sie nicht reaktive Werkzeuge: Verwenden Sie beim Messen oder Auftragen von DMSO Werkzeuge aus Glas, Keramik oder hochwertigem Kunststoff.

- Vermeiden Sie Metallkontakt: DMSO kann mit einigen Metallen reagieren und möglicherweise zu einer Kontamination führen.

- Hygiene: Vor und nach dem Umgang mit DMSO immer gründlich die Hände waschen.

- Belüftung: DMSO in einem gut belüfteten Bereich verwenden, um das Einatmen konzentrierter Dämpfe zu vermeiden.

# KAPITEL 8

# PRAKTISCH ANLEITUNG ZUR VERWENDUNG VON DMSO

Dimethylsulfoxid (DMSO) erfreut sich aufgrund seines potenziellen therapeutischen Nutzens bei einer Vielzahl von Erkrankungen zunehmender Beliebtheit. Dieses Kapitel soll einen praktischen Leitfaden für diejenigen bieten, die DMSO in Betracht ziehen oder derzeit verwenden, und spezifische Informationen zu Dosierungen, Zubereitungsmethoden, Behandlungsprotokollen und der Integration in die tägliche Gesundheitsroutine bieten. Es ist jedoch wichtig zu bedenken, dass diese Informationen zwar auf verfügbaren Forschungsergebnissen und gängigen Praktiken basieren, jedoch keine professionelle medizinische Beratung ersetzen sollten. Konsultieren Sie immer einen Arzt, bevor Sie mit einer neuen Behandlung beginnen.

## 8.1. Dosierungsrichtlinien für verschiedene Erkrankungen und Anwendungsmethoden

DMSO kann auf verschiedene Weise angewendet werden, einschließlich topischer Anwendung, oraler Einnahme und in einigen Fällen intravenöser Verabreichung (die nur unter direkter ärztlicher Aufsicht erfolgen sollte). Die geeignete Dosierung und Konzentration kann je nach behandelter Erkrankung und Art der Anwendung erheblich variieren. Hier sind einige allgemeine Richtlinien:

**a) Topische Anwendung**

Die topische Anwendung ist die gebräuchlichste und sicherste Methode für den allgemeinen Gebrauch. Für die meisten Erkrankungen wird typischerweise eine Konzentration von 70–90 % DMSO verwendet.

- Akute Verletzungen (Verstauchungen, Zerrungen, Prellungen):

  - Konzentration: 70–90 % DMSO-Lösung

   - Dosierung: 2-3 mal täglich auf die betroffene Stelle auftragen

  - Dauer: 3–14 Tage, je nach Schweregrad

- Chronische Schmerzen (Arthritis, Fibromyalgie):

- Konzentration: 70–90 % DMSO-Lösung

  - Dosierung: 2-3 mal täglich auf die betroffene Stelle auftragen

  - Dauer: Nach Bedarf, mit regelmäßigen Pausen (z. B. 2 Wochen an, 1 Woche frei)


- Hauterkrankungen (Psoriasis, Ekzeme):

  - Konzentration: 50–70 % DMSO-Lösung (mit niedrigerer Konzentration beginnen)

  - Dosierung: 1-2 mal täglich auf die betroffene Stelle auftragen

  - Dauer: 2–4 Wochen, dann Neubewertung


- Narbengewebe:

  - Konzentration: 70–90 % DMSO-Lösung

  - Dosierung: 2-mal täglich auf das Narbengewebe auftragen

  - Dauer: 2-3 Monate, dann Neubewertung


**b) Orale Einnahme**

Aufgrund möglicher Risiken und Nebenwirkungen sollte die orale Einnahme von DMSO nur unter ärztlicher Aufsicht erfolgen.

- Allgemeine Gesundheitserhaltung:

  - Konzentration: 70–99 % DMSO verdünnt in Wasser oder Saft

  - Dosierung: 1 Teelöffel (ca. 5 ml) DMSO in 8 Unzen Flüssigkeit, einmal täglich

  - Dauer: Zyklische Anwendung, z. B. 2 Wochen an, 1 Woche frei

## c) Intravenöse Verabreichung

Intravenöses DMSO sollte nur von qualifiziertem medizinischem Fachpersonal in geeigneten klinischen Umgebungen verabreicht werden.

- Adjuvante Krebstherapie (experimentell):

  - Konzentration: Typischerweise 10–50 % DMSO-Lösung in steriler Kochsalzlösung

  - Dosierung: Variiert stark, oft 0,1-1 g/kg Körpergewicht

- Häufigkeit: Wird oft in Zyklen verabreicht, z. B. täglich für 14 Tage, dann eine Pause


- Interstitielle Zystitis:

  - Konzentration: 50 % DMSO-Lösung

  - Dosierung: 50 ml in die Blase einträufeln

  - Häufigkeit: Alle 1–2 Wochen für 6–8 Behandlungen


Denken Sie daran, dass dies allgemeine Richtlinien sind. Die individuellen Dosierungen können je nach Faktoren wie Körpergewicht, allgemeinem Gesundheitszustand und spezifischer zu behandelnder Erkrankung variieren. Beginnen Sie immer mit niedrigeren Konzentrationen und Dosen und steigern Sie diese schrittweise je nach Verträglichkeit.


## 8.2. Rezepte für hausgemachte DMSO-Zubereitungen


Während es im Allgemeinen am sichersten ist, kommerziell hergestellte DMSO-Produkte zu verwenden, ziehen es einige Personen vor, ihre eigenen Präparate herzustellen. Wenn Sie sich dafür entscheiden, ist es wichtig, DMSO in pharmazeutischer Qualität zu verwenden und strenge Hygienepraktiken einzuhalten. Hier sind einige Grundrezepte:

## a) Grundlegende DMSO-Lösung

- 70 % DMSO-Lösung:

  - 70 ml DMSO in pharmazeutischer Qualität

  - 30 ml destilliertes Wasser

  In einem sauberen Glasbehälter mischen und an einem dunklen, kühlen Ort aufbewahren.

## b) DMSO Schmerzlinderungsgel

- **Zutaten**:

  - 70 ml DMSO in pharmazeutischer Qualität

  - 30 ml Aloe Vera Gel

  - 5 Tropfen ätherisches Lavendelöl (optional)

- **Anweisungen**:

1. Mischen Sie DMSO und Aloe Vera Gel in einem sauberen Glasbehälter

2. Bei Bedarf Lavendelöl hinzufügen

3. Vorsichtig umrühren, bis alles gut vermischt ist

4. In einem dunklen Glasbehälter an einem kühlen Ort aufbewahren

## c) DMSO- und MSM-Mischung

**- Zutaten**:

- 70 ml DMSO in pharmazeutischer Qualität

- 30 ml destilliertes Wasser

- 1 Esslöffel MSM (Methylsulfonylmethan)-Pulver

**- Anweisungen**:

1. Mischen Sie DMSO und destilliertes Wasser in einem sauberen Glasbehälter

2. MSM-Pulver nach und nach einrühren, bis es sich aufgelöst hat

3. In einem dunklen Glasbehälter an einem kühlen Ort
aufbewahren


**d) DMSO-Creme gegen Hauterkrankungen**

**- Zutaten**:

  - 50 ml DMSO in pharmazeutischer Qualität

  - 50 ml unparfümierte, hypoallergene Cremebasis

  - 1 Teelöffel Vitamin-E-Öl

**- Anweisungen**:

  1. In einem sauberen Glasbehälter DMSO und Cremebasis
vermischen, bis alles gut vermischt ist

  2. Vitamin-E-Öl einrühren

  3. In einem dunklen Glasbehälter an einem kühlen Ort
aufbewahren


Beschriften Sie Ihre selbstgemachten Zubereitungen immer
deutlich mit Zutaten und Zubereitungsdatum. Für optimale
Ergebnisse und zur Minimierung des
Kontaminationsrisikos innerhalb von 1–2 Monaten
verwenden.

## 8.3. Spezifische Protokolle zur Behandlung häufiger Beschwerden mit DMSO

Während DMSO für eine Vielzahl von Erkrankungen eingesetzt wird, finden Sie hier einige spezifische Protokolle für häufige Beschwerden:

### a) Arthrose

- Vorbereitung: 70–90 % DMSO-Lösung

- Anwendung: Auf die betroffenen Gelenke auftragen

- Häufigkeit: 2-3 mal täglich

- Dauer: Bewerben Sie sich 2 Wochen lang, machen Sie dann eine Woche Pause, bevor Sie bei Bedarf fortfahren

- Zusätzliche Hinweise: Kann für potenziell verstärkte Effekte mit Glucosamin oder MSM kombiniert werden

### b) Sehnenentzündung

- Vorbereitung: 90 % DMSO-Lösung

- Anwendung: Auf die betroffene Stelle auftragen

- Häufigkeit: 3-4 mal täglich

- Dauer: 3-5 Tage lang, dann für eine weitere Woche auf 2-mal täglich reduzieren

- Zusätzliche Hinweise: Ruhen Sie den betroffenen Bereich aus und legen Sie 15 Minuten lang Eis auf, bevor Sie DMSO auftragen


### c) Fibromyalgie

- Vorbereitung: 70 % DMSO-Lösung

- Anwendung: Auf schmerzende Stellen auftragen

- Häufigkeit: 2 mal täglich

- Dauer: Bewerben Sie sich 2 Wochen lang, machen Sie dann eine Woche Pause, bevor Sie bei Bedarf fortfahren

- Zusätzliche Hinweise: Kann für potenziell verstärkte Effekte mit Magnesiumöl kombiniert werden


### d) Leichte Verbrennungen

- Vorbereitung: 50–70 % DMSO-Lösung

- Anwendung: Sanft auf die verbrannte Stelle auftragen (nach dem Abkühlen mit Wasser)

- Häufigkeit: 3-4 mal täglich

- Dauer: Für 2-3 Tage oder bis der Schmerz nachlässt

- Zusätzliche Hinweise: Nicht bei schweren Verbrennungen anwenden; Suchen Sie bei allem, was über eine leichte Verbrennung hinausgeht, einen Arzt auf

### e) Sklerodermie

- Vorbereitung: 70 % DMSO-Lösung

- Anwendung: Auf die betroffenen Hautstellen auftragen

- Häufigkeit: 2 mal täglich

- Dauer: Beantragen Sie den Antrag für 3 Monate und lassen Sie ihn dann erneut von einem Gesundheitsdienstleister beurteilen

- Zusätzliche Hinweise: Kann unter ärztlicher Aufsicht mit verschreibungspflichtigen Medikamenten kombiniert werden

### f) Interstitielle Zystitis (unter ärztlicher Aufsicht)

- Zubereitung: 50 % DMSO-Lösung (medizinische Qualität)

- Anwendung: Von medizinischem Fachpersonal in die Blase einträufeln

- Häufigkeit: Alle 1-2 Wochen

- Dauer: Typischerweise 6-8 Behandlungen

- Zusätzliche Hinweise: Sollte nur von einem qualifizierten Arzt verabreicht werden


**g) Sportverletzungen (Verstauchungen, Zerrungen)**

- Vorbereitung: 90 % DMSO-Lösung

- Anwendung: Auf die betroffene Stelle auftragen

- Häufigkeit: Am ersten Tag alle 2–3 Stunden, dann 3–4 Mal täglich

- Dauer: Für 3–5 Tage oder bis Schmerzen und Schwellungen nachlassen

- Zusätzliche Hinweise: Verwendung in Verbindung mit dem RICE-Protokoll (Rest, Ice, Compression, Elevation).


Beginnen Sie immer mit einem Patch-Test auf einer kleinen Hautfläche, um nach Nebenwirkungen zu suchen, bevor Sie DMSO breiter auftragen. Wenn Reizungen auftreten, stellen Sie die Anwendung ein und konsultieren Sie einen Arzt.

## 8.4. Tipps zur Integration von DMSO in eine tägliche Gesundheitsroutine

Bei verantwortungsvollem Umgang kann DMSO in die tägliche Gesundheitsroutine integriert werden. Hier sind einige Tipps für eine sichere und effektive Anwendung:

### a) Beginnen Sie langsam

- Beginnen Sie mit einer niedrigeren Konzentration (50–70 %) und erhöhen Sie diese bei Bedarf schrittweise

- Beginnen Sie mit der einmal täglichen Anwendung und erhöhen Sie die Häufigkeit, wenn dies vertragen wird

### b) Sorgen Sie für angemessene Hygiene

- Reinigen Sie den Anwendungsbereich immer gründlich, bevor Sie DMSO verwenden

- Verwenden Sie für jede Anwendung saubere Applikatoren (Glasstab, Wattestäbchen oder saubere Finger).

- Bewahren Sie DMSO und Anwendungswerkzeuge an einem sauberen, trockenen Ort auf

## c) Planen Sie Ihre Bewerbungen

- Zur allgemeinen Erhaltung der Gesundheit sollten Sie DMSO abends vor dem Schlafengehen anwenden

- Zur Schmerzlinderung sollten Sie die Anwendung zeitlich um die schmerzhaftesten Phasen des Tages herum durchführen


## d) Mit Komplementärpraktiken kombinieren

- Verwenden Sie DMSO in Verbindung mit anderen Gesundheitspraktiken wie Dehnübungen, Bewegung und richtiger Ernährung

- Erwägen Sie die Kombination von DMSO mit anderen topischen Behandlungen (unter Anleitung des Gesundheitsdienstleisters), um eine verstärkte Wirkung zu erzielen


## e) Bleiben Sie hydriert

- DMSO kann eine entwässernde Wirkung haben. Erhöhen Sie daher Ihre Wasseraufnahme, wenn Sie es regelmäßig verwenden


## f) Überwachen und anpassen

- Führen Sie ein Tagebuch über Ihren DMSO-Konsum und notieren Sie alle Auswirkungen und Nebenwirkungen

- Passen Sie Ihre Routine an die Reaktion Ihres Körpers und die Anweisungen Ihres Arztes an


## g) Machen Sie Pausen

- Machen Sie regelmäßig Pausen in Ihrer DMSO-Routine (z. B. 2 Wochen an, 1 Woche frei), um eine mögliche Ansammlung oder Überbeanspruchung zu verhindern


## h) Achten Sie auf Gerüche

- Denken Sie daran, dass DMSO einen Knoblauch-ähnlichen Körpergeruch verursachen kann

- Erwägen Sie die zeitliche Planung von Bewerbungen, um die sozialen Auswirkungen zu minimieren (z. B. bewerben Sie sich abends, wenn Sie morgens gesellschaftliche Verpflichtungen haben).


## i) Schützen Sie Ihre Haut

- Tragen Sie eine Feuchtigkeitscreme auf die umgebende Haut auf, um Trockenheit zu vermeiden

- Vermeiden Sie Sonneneinstrahlung auf DMSO-behandelten Bereichen, da dies die Lichtempfindlichkeit erhöhen kann

## j) Informieren Sie sich

- Bleiben Sie über die neuesten Forschungsergebnisse und Richtlinien zur Verwendung von DMSO auf dem Laufenden

- Seien Sie bereit, Ihren DMSO-Einsatz mit Gesundheitsdienstleistern zu besprechen

## k) Hören Sie auf Ihren Körper

- Achten Sie darauf, wie Ihr Körper auf DMSO reagiert

- Wenn Sie besorgniserregende Nebenwirkungen bemerken, brechen Sie die Anwendung ab und konsultieren Sie einen Arzt

## l) Integration mit anderen Therapien

- DMSO kann Teil eines ganzheitlichen Gesundheitsansatzes sein

- Überlegen Sie, wie es zu anderen Behandlungen oder Therapien passt, die Sie verwenden

**m) Ordnungsgemäß lagern**

- Bewahren Sie DMSO an einem kühlen, dunklen Ort in einem Glasbehälter auf

- Stellen Sie sicher, dass der Behälter bei Nichtgebrauch dicht verschlossen ist


**n) Seien Sie konsequent**

- Bei chronischen Erkrankungen ist die konsequente, bestimmungsgemäße Anwendung oft der Schlüssel zum Erfolg

- Richten Sie bei Bedarf Erinnerungen ein, um Ihre DMSO-Routine aufrechtzuerhalten


**o) Bereiten Sie sich auf die Reise vor**

- Wenn Sie reisen, überlegen Sie, wie Sie DMSO sicher transportieren und verwenden

- Beachten Sie alle Vorschriften zum DMSO-Transport, insbesondere für Flugreisen

Denken Sie daran, dass DMSO zwar eine wertvolle Ergänzung zu einer Gesundheitsroutine sein kann, aber kein Allheilmittel ist. Es sollte als Teil eines umfassenden Ansatzes für Gesundheit und Wohlbefinden eingesetzt werden, idealerweise unter Anleitung eines sachkundigen Gesundheitsdienstleisters.

KAPITEL 9

# DIE ZUKUNFT VON DMSO IN DER MEDIZIN

Während wir auf den Horizont des medizinischen Fortschritts blicken, fasziniert Dimethylsulfoxid (DMSO) weiterhin Forscher und Kliniker gleichermaßen mit seinen einzigartigen Eigenschaften und potenziellen Anwendungen. Dieses Kapitel sieht aus befasst sich mit der Spitzenforschung rund um DMSO, untersucht seine vielversprechende Rolle bei der Arzneimittelverabreichung und untersucht die komplexe regulatorische Landschaft, die seine Zukunft in der Medizin prägen wird.

## 9.1 Aktuelle DMSO-Forschung und mögliche neue Anwendungen

Die Vielseitigkeit von DMSO hat eine Vielzahl von Forschungsinitiativen in verschiedenen medizinischen Bereichen ausgelöst. Von seinen bekannten entzündungshemmenden Eigenschaften bis hin zu seinem Potenzial bei der Behandlung komplexer neurologischer

Erkrankungen steht DMSO an der Spitze zahlreicher spannender Studien. Lassen Sie uns einige der vielversprechendsten Bereiche der aktuellen Forschung und potenzielle neue Anwendungen erkunden:

## a) Neurodegenerative Erkrankungen

Forscher interessieren sich zunehmend für die potenziellen neuroprotektiven Eigenschaften von DMSO, insbesondere im Zusammenhang mit neurodegenerativen Erkrankungen wie Alzheimer und Parkinson.

- **Alzheimer-Erkrankung**: Aktuelle Studien haben die Fähigkeit von DMSO untersucht, die Bildung von Amyloid-Beta-Plaques, einem Kennzeichen der Alzheimer-Krankheit, zu hemmen. In-vitro-Experimente haben gezeigt, dass DMSO die Aggregation von Amyloid-Beta-Proteinen reduzieren und so möglicherweise das Fortschreiten der Krankheit verlangsamen kann. Darüber hinaus können die entzündungshemmenden Eigenschaften von DMSO dazu beitragen, die mit Alzheimer verbundene Neuroinflammation zu lindern.

- **Parkinson-Krankheit**: Vorläufige Untersuchungen deuten darauf hin, dass DMSO dopaminerge Neuronen vor oxidativem Stress schützen könnte, einem Schlüsselfaktor bei der Entstehung der Parkinson-Krankheit. Einige Studien haben gezeigt, dass DMSO die Toxizität von Alpha-Synuclein, einem Protein, das an der Parkinson-Pathologie beteiligt ist, reduzieren kann.

Obwohl diese Ergebnisse vielversprechend sind, ist es wichtig zu beachten, dass sich der Großteil dieser Forschung noch im präklinischen Stadium befindet und umfangreiche Studien am Menschen erforderlich sind, um Wirksamkeit und Sicherheit zu bestätigen.

## b) Krebsforschung

Die potenzielle Rolle von DMSO bei der Krebsbehandlung ist Gegenstand laufender Untersuchungen, wobei mehrere spannende Wege untersucht werden:

- **Verbesserung der Chemotherapie**: Studien untersuchen die Fähigkeit von DMSO, die Durchlässigkeit von Krebszellmembranen zu erhöhen und so möglicherweise die Aufnahme und Wirksamkeit von Chemotherapeutika zu verbessern.

- **Antiangiogene Eigenschaften**: Einige Untersuchungen deuten darauf hin, dass DMSO die Bildung neuer Blutgefäße (Angiogenese) in Tumoren hemmen und möglicherweise das Krebswachstum verlangsamen kann.

- **Differenzierungstherapie**: DMSO hat sich als vielversprechend erwiesen, die Differenzierung bestimmter Krebszellen zu fördern und sie möglicherweise weniger aggressiv und anfälliger für eine Behandlung zu machen.

- **Kombinationstherapien**: Forscher erforschen die Verwendung von DMSO in Kombination mit anderen Krebsbehandlungen wie Hyperthermie oder Strahlentherapie, um die Gesamtwirksamkeit zu verbessern.

## c) Autoimmunerkrankungen

Die immunmodulatorischen Eigenschaften von DMSO haben zu Untersuchungen seines Potenzials zur Behandlung verschiedener Autoimmunerkrankungen geführt:

- **Rheumatoide Arthritis**: Studien untersuchen, ob DMSO dabei helfen kann, die Immunantwort bei rheumatoider Arthritis zu modulieren und so möglicherweise Entzündungen und Gelenkschäden zu reduzieren.

- **Multiple Sklerose**: Vorläufige Forschung untersucht die neuroprotektiven und entzündungshemmenden Wirkungen von DMSO im Zusammenhang mit Multipler Sklerose, wobei einige Tierstudien vielversprechende Ergebnisse bei der Verringerung des Krankheitsverlaufs zeigen.

- **Systemischer Lupus erythematodes**: Frühe Studien deuten darauf hin, dass DMSO dabei helfen könnte, die überaktive Immunantwort bei Lupus zu regulieren, was möglicherweise einen neuen Behandlungsweg eröffnet.

## d) Schädel-Hirn-Trauma und Schlaganfall

Die Fähigkeit von DMSO, die Blut-Hirn-Schranke zu überwinden, und seine potenziellen neuroprotektiven Eigenschaften haben es zu einem interessanten Thema bei der Behandlung akuter Hirnverletzungen gemacht:

- **Schädel-Hirn-Trauma** (TBI): Derzeit wird das Potenzial von DMSO untersucht, Hirnschwellungen zu reduzieren, Sekundärschäden zu minimieren und die Ergebnisse bei TBI-Patienten zu verbessern.

- **Schlaganfall**: Studien untersuchen, ob DMSO dazu beitragen kann, das Gehirngewebe bei ischämischen Ereignissen zu schützen und möglicherweise das Zeitfenster für eine wirksame Schlaganfallbehandlung zu erweitern.

## e) Antimikrobielle Anwendungen

Angesichts der wachsenden Besorgnis über Antibiotikaresistenzen untersuchen Forscher die potenziellen antimikrobiellen Eigenschaften von DMSO:

- **Störung des Biofilms**: Studien haben gezeigt, dass DMSO dazu beitragen kann, bakterielle Biofilme zu zerstören, wodurch resistente Infektionen möglicherweise anfälliger für eine Behandlung werden.

- **Synergistische Effekte**: Die Forschung untersucht, wie DMSO die Wirksamkeit vorhandener Antibiotika verbessern könnte, wenn es in Kombination verwendet wird.

## f) Regenerative Medizin

Die einzigartigen Eigenschaften von DMSO werden auch im Bereich der regenerativen Medizin erforscht:

- **Stammzellenforschung**: DMSO wird häufig als Kryoschutzmittel bei der Stammzellkonservierung eingesetzt, aber Forscher untersuchen auch sein Potenzial, die Differenzierung und Proliferation von Stammzellen zu beeinflussen.

- **Gewebetechnik**: Studien untersuchen die Rolle von DMSO bei der Verbesserung der Entwicklung und Integration von manipulierten Geweben.

## g) Chronische Schmerzbehandlung

Aufbauend auf seinem etablierten Einsatz in der Schmerzbehandlung untersuchen Forscher neue Anwendungen von DMSO bei chronischen Schmerzzuständen:

- **Neuropathische Schmerzen**: Studien untersuchen das Potenzial von DMSO bei der Behandlung schwer behandelbarer neuropathischer Schmerzzustände.

- **Fibromyalgie**: Die Wirksamkeit von DMSO bei der Behandlung der weit verbreiteten Schmerzen und der damit verbundenen Symptome der Fibromyalgie wird derzeit erforscht.

Obwohl diese Forschungsbereiche vielversprechend sind, muss unbedingt betont werden, dass sich viele dieser Anwendungen noch in einem frühen Forschungsstadium befinden. Bevor neue Anwendungen von DMSO in der medizinischen Praxis weit verbreitet werden können, sind strenge klinische Studien und langfristige Sicherheitsstudien erforderlich.

## 9.2 Die Rolle von DMSO als Verabreichungssystem für andere Medikamente

Einer der spannendsten Bereiche der DMSO-Forschung ist sein Potenzial als Medikamentenverabreichungssystem. Die einzigartige Fähigkeit von DMSO, biologische Membranen zu durchdringen und andere Substanzen mit sich zu transportieren, hat neue Möglichkeiten zur Verbesserung der Wirksamkeit und Abgabe verschiedener Medikamente eröffnet.

### a) Transdermale Arzneimittelabgabe

Die Fähigkeit von DMSO, die Hautbarriere zu durchdringen, macht es zu einem hervorragenden Kandidaten für die Verbesserung der transdermalen Arzneimittelabgabe:

- Verbesserte Absorption: Studien haben gezeigt, dass DMSO die Hautdurchlässigkeit verschiedener Medikamente, darunter Analgetika, entzündungshemmende Mittel und Hormone, deutlich erhöhen kann.

- Lokalisierte Abgabe: DMSO kann dabei helfen, Medikamente direkt in das Zielgewebe zu bringen und so möglicherweise systemische Nebenwirkungen zu reduzieren.

- Kontrollierte Freisetzung: Forscher erforschen DMSO-basierte Formulierungen, die eine kontrollierte, anhaltende Freisetzung von Medikamenten durch die Haut ermöglichen.

## b) Durchdringung der Blut-Hirn-Schranke

Die Fähigkeit von DMSO, die Blut-Hirn-Schranke zu überwinden, ist für die Behandlung neurologischer Erkrankungen von besonderem Interesse:

- ZNS-Arzneimittelabgabe: In Studien wird DMSO als Träger für Arzneimittel untersucht, die typischerweise nur schwer das Zentralnervensystem erreichen, was möglicherweise neue Wege zur Behandlung von Hirntumoren, neurodegenerativen Erkrankungen und psychiatrischen Störungen eröffnet.

- Abgabe von Nanopartikeln: Die Forschung erforscht die Verwendung von DMSO in Verbindung mit Nanopartikeln, um die Abgabe therapeutischer Wirkstoffe über die Blut-Hirn-Schranke zu verbessern.

## c) Lieferung von Krebsmedikamenten

Das Potenzial von DMSO zur Verbesserung der Arzneimittelabgabe wird im Zusammenhang mit der Krebsbehandlung ausführlich untersucht:

- Erhöhte Tumorpenetration: Studien deuten darauf hin, dass DMSO dazu beitragen kann, dass Chemotherapeutika tiefer in solide Tumore eindringen und so möglicherweise die Wirksamkeit verbessern.

- Gezielte Abgabe: Forscher erforschen DMSO-basierte Systeme zur gezielten Abgabe von Krebsmedikamenten an bestimmte Tumorstellen und minimieren so Schäden an gesundem Gewebe.

## d) Verabreichung von Augenmedikamenten

Die Penetrationseigenschaften von DMSO werden untersucht, um die Abgabe von Augenmedikamenten zu verbessern:

- Hornhautpermeation: Studien haben gezeigt, dass DMSO die Hornhautpermeation verschiedener Medikamente verbessern und so möglicherweise die Behandlung von Augenerkrankungen verbessern kann.


- Abgabe im hinteren Augenabschnitt: Die Forschung untersucht das Potenzial von DMSO bei der Abgabe von Arzneimitteln in den hinteren Augenbereich, was aufgrund von Augenbarrieren typischerweise eine Herausforderung darstellt.


## e) Antimikrobielle Abgabe

Die Fähigkeit von DMSO, in Biofilme einzudringen und die Wirksamkeit von Antibiotika zu steigern, wird zur Behandlung resistenter Infektionen untersucht:


- Penetration von Biofilmen: Studien untersuchen DMSO als Trägerstoff, der Antibiotika dabei helfen soll, bakterielle Biofilme effektiver zu durchdringen.

- Intrazelluläre Abgabe: Die Forschung untersucht das Potenzial von DMSO, die Abgabe von Antibiotika an intrazelluläre Krankheitserreger zu verbessern.

## f) Gentherapie

Die membrandurchdringenden Eigenschaften von DMSO werden auch im Rahmen der Gentherapie erforscht:

- Verbesserte Transfektion: Studien untersuchen das Potenzial von DMSO, die Effizienz der Genabgabe in verschiedenen Zelltypen zu verbessern.

- In-vivo-Genabgabe: Forscher erforschen DMSO-basierte Systeme zur Verbesserung der In-vivo-Genabgabe und damit möglicherweise zur Steigerung der Wirksamkeit von Gentherapien.

Obwohl das Potenzial von DMSO als Medikamentenverabreichungssystem spannend ist, ist es wichtig zu beachten, dass sich dieses Forschungsgebiet noch in der Entwicklung befindet. Die komplexen Wechselwirkungen zwischen DMSO, therapeutischen Wirkstoffen und biologischen Systemen erfordern umfangreiche Studien, um Sicherheit und Wirksamkeit zu gewährleisten.


## 9.3 Regulierungslandschaft für die Verwendung von DMSO in der Medizin

Die regulatorische Landschaft rund um die Verwendung von DMSO in der Medizin ist komplex und variiert erheblich zwischen den verschiedenen Ländern und Regionen. Während die Forschung weiterhin neue potenzielle Anwendungen für DMSO aufdeckt, stehen die Regulierungsbehörden vor der Herausforderung, Innovation und Patientensicherheit in Einklang zu bringen.

**a) Aktueller regulatorischer Status**

Der regulatorische Status von DMSO variiert je nach Verwendungszweck und Gerichtsbarkeit:

- Vereinigte Staaten: Die FDA hat DMSO für begrenzte medizinische Zwecke zugelassen, insbesondere zur Behandlung von interstitieller Zystitis. Andere medizinische Anwendungen gelten als Off-Label-Use.

- Europäische Union: DMSO ist als Hilfsstoff in einigen Medikamenten und als Medizinprodukt zur Kryokonservierung von Zellen und Geweben zugelassen.

- Kanada: Health Canada hat DMSO für begrenzte veterinärmedizinische Zwecke und als Konservierungsmittel für Organtransplantationen zugelassen.

- Australien: Die Therapeutic Goods Administration (TGA) hat DMSO für die Verwendung in bestimmten verschreibungspflichtigen Medikamenten zugelassen.

## b) Herausforderungen bei der Regulierung

Mehrere Faktoren tragen zur Komplexität der DMSO-Regulierung bei:

- Doppelter Charakter: DMSO kann sowohl als pharmazeutischer Wirkstoff als auch als Hilfsstoff fungieren, was seine regulatorische Klassifizierung erschwert.

- Vielfältige Anwendungen: Das breite Spektrum potenzieller Anwendungen für DMSO erstreckt sich über verschiedene medizinische Bereiche, was die Entwicklung umfassender Vorschriften zu einer Herausforderung macht.

- Sicherheitsbedenken: Obwohl DMSO bereits seit langem verwendet wird, bestehen weiterhin Bedenken hinsichtlich seiner langfristigen Sicherheit und möglichen Wechselwirkungen mit anderen Substanzen.

- Qualitätskontrolle: Die Sicherstellung der Reinheit und Konsistenz von DMSO-Produkten ist angesichts ihrer Fähigkeit, andere Substanzen in den Körper zu transportieren, von entscheidender Bedeutung.

## c) Zukünftige regulatorische Überlegungen

Während die Forschung zu DMSO voranschreitet, müssen sich die Regulierungsbehörden mit mehreren Schlüsselbereichen befassen:

- Anforderungen an klinische Studien: Festlegung klarer Richtlinien für klinische Studien mit DMSO, insbesondere wenn es als Arzneimittelverabreichungssystem verwendet wird.

- Qualitätsstandards: Entwicklung und Durchsetzung strenger Qualitätsstandards für DMSO-Produkte für medizinische Anwendungen.

- Off-Label-Verwendung: Bekämpfung der weitverbreiteten Off-Label-Verwendung von DMSO bei gleichzeitiger Abwägung des Patientenzugangs mit Sicherheitsbedenken.

- Internationale Harmonisierung: Streben nach stärker harmonisierten internationalen Vorschriften, um globale Forschung und Entwicklung zu erleichtern.

**d) Mögliche regulatorische Wege**

Um den einzigartigen Eigenschaften und potenziellen Anwendungen von DMSO gerecht zu werden, müssen Regulierungsbehörden möglicherweise neue Ansätze in Betracht ziehen:

- Adaptive Lizenzierung: Implementierung adaptiver Lizenzierungsansätze, die eine kontrollierte, überwachte Verwendung von DMSO in bestimmten Anwendungen ermöglichen und gleichzeitig langfristige Sicherheitsdaten sammeln.

- Vorschriften für Kombinationsprodukte: Entwicklung spezifischer Vorschriften für DMSO bei Verwendung als Teil von Kombinationsprodukten oder Arzneimittelverabreichungssystemen.

- Risikobasierter Ansatz: Übernahme eines risikobasierten Regulierungsansatzes, der die spezifische Verwendung, Konzentration und Anwendungsmethode von DMSO berücksichtigt.

**e) Einbindung der Stakeholder**

In Zukunft wird es für Regulierungsbehörden von entscheidender Bedeutung sein, mit verschiedenen Interessengruppen zusammenzuarbeiten:

- Forscher und Kliniker: Zusammenarbeit mit der wissenschaftlichen Gemeinschaft, um über die neueste

DMSO-Forschung und mögliche Anwendungen auf dem Laufenden zu bleiben.

- Patienteninteressengruppen: Berücksichtigung der Perspektiven von Patienten, die von DMSO-basierten Behandlungen profitieren könnten.

- Industrie: Zusammenarbeit mit Pharma- und Biotechnologieunternehmen zur Bewältigung regulatorischer Herausforderungen bei der DMSO-Produktentwicklung.

- Internationale Regulierungsbehörden: Zusammenarbeit mit Regulierungsbehörden weltweit, um Informationen auszutauschen und auf harmonisiertere Ansätze hinzuarbeiten.

# ABSCHLUSS

Am Ende unserer umfassenden Erforschung von Dimethylsulfoxid (DMSO) wird klar, dass diese bemerkenswerte Verbindung einen einzigartigen Platz in der Welt der Naturheilkunde und Alternativmedizin einnimmt. In diesem Buch haben wir die Geschichte, Wissenschaft, Anwendungen und das zukünftige Potenzial von DMSO untersucht und dabei eine Substanz entdeckt, die Forscher, Praktiker und Patienten gleichermaßen weiterhin fasziniert. Lassen Sie uns nun die wichtigsten Vorteile und Überlegungen des DMSO-Einsatzes zusammenfassen, seine Rolle in einem ganzheitlichen Gesundheitsansatz hervorheben und in eine Zukunft blicken, in der natürliche Heilmethoden im Einklang mit der konventionellen Medizin funktionieren.

Zusammenfassung der wichtigsten Vorteile und Überlegungen

DMSO hat eine Vielzahl potenzieller Vorteile gezeigt, die es zu einer überzeugenden Option für diejenigen machen, die alternative oder ergänzende Behandlungen suchen:

1. Schmerzlinderung: Eine der bekanntesten Anwendungen von DMSO ist seine Fähigkeit, Schmerzen zu lindern, insbesondere bei Erkrankungen wie Arthritis, Muskelzerrungen und chronischen Schmerzsyndromen. Seine schnelle Absorption und seine entzündungshemmenden Eigenschaften tragen zu seiner Wirksamkeit in diesem Bereich bei.

2. Entzündungshemmende Wirkung: Die starke entzündungshemmende Wirkung von DMSO macht es bei einer Vielzahl von Erkrankungen nützlich, von Sportverletzungen bis hin zu chronisch entzündlichen Erkrankungen.

3. Verbesserte Absorption: Die Fähigkeit von DMSO, biologische Membranen zu durchdringen und andere Substanzen mitzunehmen, eröffnet spannende Möglichkeiten für die Arzneimittelabgabe und Kombinationstherapien.

4. Antioxidative Eigenschaften: Die Rolle von DMSO als starkes Antioxidans kann zu seinem Potenzial bei der Behandlung von Erkrankungen im Zusammenhang mit

oxidativem Stress und Schäden durch freie Radikale beitragen.


5. Kryoschutzmittel: In der Medizin und Forschung ist DMSO aufgrund seiner Fähigkeit, Zellen vor Frostschäden zu schützen, für Kryokonservierungstechniken von unschätzbarem Wert.


6. Vielseitigkeit: Von topischen Anwendungen bis hin zu potenziellen internen Anwendungen ermöglicht die Vielseitigkeit von DMSO die Anpassung an eine Vielzahl therapeutischer Ansätze.


Es ist jedoch wichtig, diese potenziellen Vorteile mit wichtigen Überlegungen abzuwägen:


1. Sicherheit und Nebenwirkungen: Obwohl DMSO bei sachgemäßer Anwendung allgemein als sicher gilt, kann es Nebenwirkungen wie Hautreizungen, Knoblauchgeruch im Atem und mögliche Wechselwirkungen mit anderen Medikamenten verursachen.

2. Qualität und Reinheit: Die Bedeutung der Verwendung von DMSO in pharmazeutischer Qualität aus seriösen Quellen kann nicht genug betont werden, da Verunreinigungen zu Nebenwirkungen führen können.

3. Regulierungsstatus: Die komplexe Regulierungslandschaft rund um DMSO bedeutet, dass seine Verfügbarkeit und genehmigten Verwendungen je nach Region und Anwendung variieren.

4. Bedarf an weiterer Forschung: Viele potenzielle Anwendungen von DMSO sind zwar vielversprechend, erfordern jedoch weitere Studien, um die Wirksamkeit und langfristige Sicherheit festzustellen.

5. Individuelle Variabilität: Wie bei jeder Behandlung können die Wirkungen von DMSO von Person zu Person unterschiedlich sein, was eine individuelle Herangehensweise an die Anwendung erfordert.

Integration von DMSO mit anderen Gesundheitspraktiken

Obwohl DMSO zahlreiche potenzielle Vorteile bietet, ist es wichtig, es als Teil eines umfassenderen, ganzheitlichen Ansatzes für Gesundheit und Wohlbefinden zu betrachten. Echte Heilung erfordert oft die gleichzeitige Behandlung mehrerer Aspekte der Gesundheit, und DMSO kann bei diesem integrativen Ansatz eine wertvolle Rolle spielen:

1. Komplementäre Therapien: DMSO kann in Verbindung mit anderen alternativen Therapien wie Akupunktur, Massage oder Kräutermedizin eingesetzt werden, um möglicherweise deren Wirkung zu verstärken oder verschiedene Aspekte der Gesundheit gleichzeitig anzusprechen.

2. Änderungen des Lebensstils: Die Kombination von DMSO mit positiven Änderungen des Lebensstils wie verbesserter Ernährung, regelmäßiger Bewegung, Techniken zur Stressreduzierung und ausreichend Schlaf kann einen synergistischen Effekt erzeugen und die allgemeine Gesundheit und das Wohlbefinden fördern.

3. Konventionelle Medizin: In vielen Fällen kann DMSO zusätzlich zu konventionellen medizinischen Behandlungen eingesetzt werden, um möglicherweise deren Wirksamkeit zu steigern oder zur Linderung von Nebenwirkungen

beizutragen. Dies sollte jedoch immer unter ärztlicher Aufsicht erfolgen.

4. Geist-Körper-Verbindung: Die Einbeziehung von Achtsamkeitsübungen oder Meditation bei der Verwendung von DMSO kann dazu beitragen, eine stärkere Geist-Körper-Verbindung zu kultivieren und möglicherweise den Heilungsprozess zu fördern.

5. Ernährungsunterstützung: Die Kombination von DMSO mit einer gezielten Ernährungsunterstützung kann mehrere Aspekte der Gesundheit ansprechen, von der Reduzierung von Entzündungen bis zur Unterstützung der Gewebereparatur.

Durch die Integration von DMSO in eine umfassende Gesundheitsstrategie können Einzelpersonen möglicherweise die Vorteile effektiver nutzen und gleichzeitig ihre Gesundheitsbedürfnisse aus mehreren Blickwinkeln berücksichtigen.

Ein durchdachter Ansatz zur DMSO-Nutzung

Wie bei jeder Gesundheitsintervention sollte die Verwendung von DMSO mit Bedacht und Verantwortung angegangen werden. Hier sind einige wichtige Punkte, die Sie berücksichtigen sollten:

1. Konsultieren Sie Gesundheitsdienstleister: Bevor Sie DMSO in Ihr Gesundheitsprogramm integrieren, konsultieren Sie sachkundige Gesundheitsdienstleister, die Ihnen auf der Grundlage Ihres individuellen Gesundheitszustands und Ihrer Bedürfnisse Ratschläge geben können.

2. Beginnen Sie langsam: Beginnen Sie mit niedrigeren Konzentrationen und kleineren Anwendungen und erhöhen Sie diese schrittweise je nach Verträglichkeit und Bedarf.

3. Überwachen Sie die Auswirkungen: Führen Sie ein Tagebuch über Ihren DMSO-Konsum und notieren Sie alle Auswirkungen und Nebenwirkungen, um Ihnen und Ihrem Arzt dabei zu helfen, die Auswirkungen im Laufe der Zeit einzuschätzen.

4. Bleiben Sie auf dem Laufenden: Bleiben Sie über die neuesten Forschungsergebnisse und Entwicklungen bei der

Verwendung von DMSO auf dem Laufenden, da sich unser Verständnis seiner Anwendungen und Wirkungen ständig weiterentwickelt.

5. Respektieren Sie individuelle Unterschiede: Erkennen Sie, dass das, was bei einer Person funktioniert, bei einer anderen möglicherweise nicht funktioniert, und seien Sie bereit, Ihren Ansatz basierend auf den Reaktionen Ihres Körpers anzupassen.

6. Sicherheit priorisieren: Verwenden Sie immer hochwertiges DMSO in pharmazeutischer Qualität und befolgen Sie die richtigen Anwendungs- und Lagerungsrichtlinien, um Sicherheit und Wirksamkeit zu gewährleisten.

Eine inspirierende Vision natürlicher Heilung

Wenn wir in die Zukunft blicken, bietet das Potenzial von DMSO und anderen natürlichen Heilmethoden eine inspirierende Vision der Gesundheitsversorgung. Stellen Sie sich eine Welt vor, in der:

- Natürliche Verbindungen wie DMSO wirken synergetisch mit fortschrittlichen medizinischen Behandlungen und bieten Patienten mehr Optionen und möglicherweise bessere Ergebnisse.

- Ganzheitliche Gesundheitsansätze werden von der Schulmedizin vertreten und befassen sich mit den Grundursachen von Krankheiten und nicht nur mit der Behandlung von Symptomen.

- Einzelpersonen werden mit Wissen und Werkzeugen ausgestattet, um eine aktive Rolle für ihre Gesundheit zu übernehmen, unterstützt von Gesundheitsdienstleistern, die sowohl traditionelle Weisheit als auch modernste Wissenschaft schätzen.

- Die Forschung deckt weiterhin das Heilpotenzial natürlicher Substanzen auf und führt zu neuen Behandlungen, die sowohl wirksam als auch schonend für den Körper sind.

- Die falsche Dichotomie zwischen „alternativer" und „konventioneller" Medizin löst sich auf und wird durch einen integrativen Ansatz ersetzt, der das Beste aus beiden Welten nutzt.


DMSO steht mit seinen einzigartigen Eigenschaften und weitreichenden Anwendungsmöglichkeiten als Symbol dieser potenziellen Zukunft. Es erinnert uns daran, dass

Lösungen für komplexe gesundheitliche Herausforderungen manchmal von unerwarteten Orten kommen können und dass die Natur immer noch viele Geheimnisse birgt, die darauf warten, gelüftet zu werden.

Lassen Sie uns zum Abschluss unserer Erkundung von DMSO als Inspiration dienen, um aufgeschlossen, neugierig und hoffnungsvoll gegenüber den Möglichkeiten der natürlichen Heilung zu bleiben. Ob DMSO Teil Ihrer persönlichen Gesundheitsreise wird oder nicht, möge es Sie dazu ermutigen, die weite Landschaft der ganzheitlichen Gesundheit zu erkunden und bei Ihrem Streben nach Wohlbefinden stets nach Ausgeglichenheit, Weisheit und Harmonie zu suchen.

Letztendlich ist wahre Heilung eine zutiefst persönliche und oft transformierende Reise. Indem wir einen ganzheitlichen Ansatz verfolgen, der sowohl die Weisheit der Natur als auch die Fortschritte der Wissenschaft respektiert, eröffnen wir uns tiefgreifende Möglichkeiten für Gesundheit, Vitalität und Ganzheit. Lassen Sie DMSO und die Prinzipien der Naturheilkunde ein Tor zu dieser umfassenderen, integrativeren Vision von Gesundheit sein – einer Vision, in der jeder Einzelne über das Wissen, die Werkzeuge und die Unterstützung verfügt, um Körper, Geist und Seele zu gedeihen.

www.ingramcontent.com/pod-product-compliance
Lightning Source LLC
Chambersburg PA
CBHW070658250726
48662CB00001B/180